医療が日本を殺す!

国民が医療から命を守る13の方法

講談社+α新書

はじめに――なぜ医療が日本人を「殺す」のか

日本では、1975年の医師数が約13万人、ガンで亡くなる人も同数の約13万人であった。その後、約40年で医師数は約30万人へと倍増し、ガンに関する研究・治療法も長足《ちょうそく》の進歩を遂げたとされるのに、今や年間のガンによる死者数は約36万人で日本人の死因の断トツ1位である。

50年以上も減塩指導が厳しくなされてきたのに、高血圧患者は4000万〜5000万人もおり、高脂血症の人も約3200万人、昭和20年代には数百人しかいなかったという説もある糖尿病及びその疑いが強い人が約2200万人も存在する。

西洋医学的に原因不明とされる自己免疫性疾患（潰瘍《かいよう》性大腸炎、クローン病、橋本病など）、アレルギー性疾患、うつ病や神経症といった精神疾患も不気味な増加を見せている。

医師たちは過酷な労働を強いられ、懸命な治療を行い、年間37兆円超の医療費が費消されているのに、病人の数は一向に減らないどころか、増加の一途をたどっている。

こうした現実に鑑《かんが》みると、これまでの医療（西洋医学）の論理、方向性、やり方が、正しくないのではないか、という素朴な疑問が湧いてくる。

西洋医学は、救急・救命医学、臓器移植、診断学の分野では、素晴らしい成果をおさめてきたし、結核、肺炎、チフス、麻疹、マラリアといった体外から入ってくる細菌やウイルスなどによる感染症に対しては、抗生物質やワクチンの開発により、その流行を食い止めてきた。

しかし、ガンに対しては、手術で取り去る、放射線で焼却する、抗ガン剤で抹殺するといった、ガンという「結果」を処置するだけだ。「なぜガンができたか」については、深く思いを致さない。

また、関節リウマチや橋本病といった「自己免疫性疾患」については、「免疫抑制剤」を処方し、その病気の症状に対する一時しのぎはできても、他の免疫力も低下させて、肺炎やガンなどを誘発するリスクを高める。

一方、高血圧、糖尿病、痛風、脂肪肝などの生活習慣病に対しても、一生、薬を処方する「治療」法がなされている。

こうして見ると、医療費の大部分を占める慢性病に対する現代の医療は、根本的治療法ではなく、対症療法に終始している感が否《いな》めない。もちろん、それにより患者の苦痛をとったり、延命に寄与するのは十分に認めるが。

こうした問題に、日本より約50年前に直面した米国では、1975年、上院に「栄養問題特別委員会」が設けられ、米国の医学者・栄養学者に全世界の栄養状態と病気の状態を調べさせた。そして、2年後に完成した勧告文を読んだマクガバン上院議員は、「われわれは馬鹿だった。造病食、殺人食を食べていた」と涙したという。米国上院から米国民に向けられた声明（本文中に詳述）には、

●1日のエネルギー摂取の55～60％を炭水化物にすること
●1日のエネルギー摂取の30％以下に脂肪の摂取量を減らすこと

といった項目があり、具体的には、「フルーツ、野菜、未精白の穀物、魚、スキムミルク、植物油の摂取を多くすること」「肉、卵、牛乳、バター、砂糖、脂肪、塩の多い食物を控えること」と書かれている。

その結果、「日本人の食事こそ世界一の健康食」というお墨付きをいただき、米国に和食レストラン、寿司バー、天ぷらショップがたくさん作られ、米国人たちの中にも日常的に米、イモ類、魚、豆、納豆、豆腐、海苔《のり》を食べる人が増えてきた。それにより、この35年で、心臓病による死亡が58％減少し、G8の国々のガン死者数は今でも増加しているのに、

米国のガン死者数のみが減少に転じるという、素晴らしい成果が出ている。まさに「食は生命なり」の実証である。

古代ギリシャやローマが、その文明の栄華の頂点に達した時、国民が怠惰になって運動不足に陥り、しかも美食をたらふく食べるようになると、突然、疱瘡《ほうそう》やペストなどの疫病が流《は》行《や》り、国民の4分の1を死なすほどの大惨事に発展し、国が衰亡していったという。

日本も、死因の3分の1近くをガンが占めるようになっており、しかも、20歳代、30歳代の若年層が、乳ガン、卵巣ガン、大腸ガンなどで命を落とすことも、珍しくなくなってきた。現代の日本は、病人、病気によって国民の生命が脅かされ、日本民族の衰亡の危機にあると言っても過言ではない。

よって、医療は、現在の症状や病気が発現した時に、それを抑える、切り取るなどというような対症療法的な手法から抜け出し、病気の根本的な原因になる「食」の質や量の重要性を、その予防法や治療法の中に組み込む必要がある。そうしないと、いくら医師たちが「必死の治療」を施しても、病気や病人を根源的に減らすことも治すこともできず、結果的に、その数を増やすことにもなりかねない。

国の税収が40兆円余で、医療費が37兆円超（全部が国の負担ではなく、健康保険料や患者の窓口負担も含めて）というのは、「医療が国家財政を破滅させる」大きなリスクをはらんでいる。

よって、医療が、発病の原因としての食の質や量の問題、それに、運動不足による体の冷えの問題などの重要性を認識し、ドラスティック、ドラマティックな変革をしない限り、国民の生命も、国の財政も、医療によって壊滅させられる——つまり「医療が日本を殺す」危惧さえある。もちろん、意図的ではないにしても。

本著を一般の方々にも、また医療関係者の方々にも、ぜひお読みいただき、日本人の健康を増進し、病気を減らし、医療費の高騰を抑えて、医療崩壊と国家崩壊を防ぐための参考にしていただければ幸甚である。

最後に、こんな含蓄に富んだ言葉を掲げたい。

〈上医は国を医《いや》し、大医は人を医す、中医は病を医し、小医は病を医し得ず、下医は病を悪くす〉

国全体を破壊し尽くすような医療は、当然のように国民の健康も蝕《むしば》む。本書では、そんな医療から身を守る術《すべ》を解説していく。

目次◉医療が日本を殺す!　国民が医療から命を守る13の方法

第3章　医療から命を守るためにすべき13のこと

第4章　医療から命を守った奇跡の声23

第１章　医療が国と日本人を殺す

日本はガンで滅びるのか

図表1は、2011年の日本人の死因順位別の死亡数である。ガン（悪性新生物）が、断トツの1位であることは一目瞭然だ。

1951年に、脳血管疾患（脳出血、脳血栓など）が、それまで長い間死因の1位であった結核に代わって死亡原因の1位になり、1981年にガンが死因の1位に躍り出るまで、1958年以来、脳血管疾患、ガン、心疾患が死因の上位を占めていた。

1981年以降、ガン、心疾患、脳血管疾患が常に死因順位の上位を独占し、死因の約60%を占めてきたが、2011年に、肺炎が脳血管疾患を追い抜き、それまでの3位と4位が逆転した（図表2）。

図表2から見てとれるように、ガンによる死亡数の激増は尋常ではない。

1975年の医師数は約13万人で、2011年の医師数は約30万人と倍以上に増加している（図表3）。その間、ガンに対する研究や治療法は格段に進歩したとされるのに、ガンによる死者数は減るどころか、激増の一途を辿《たど》っている。

恐ろしいことに、今日の日本人の全死因の3分の1近くが、ガンによる死亡なのである。

古代ギリシャやローマを滅亡させた一因は疫病《えきびょう》とされる。一説によると、その国の4分

図表1　死因順位別の死亡数

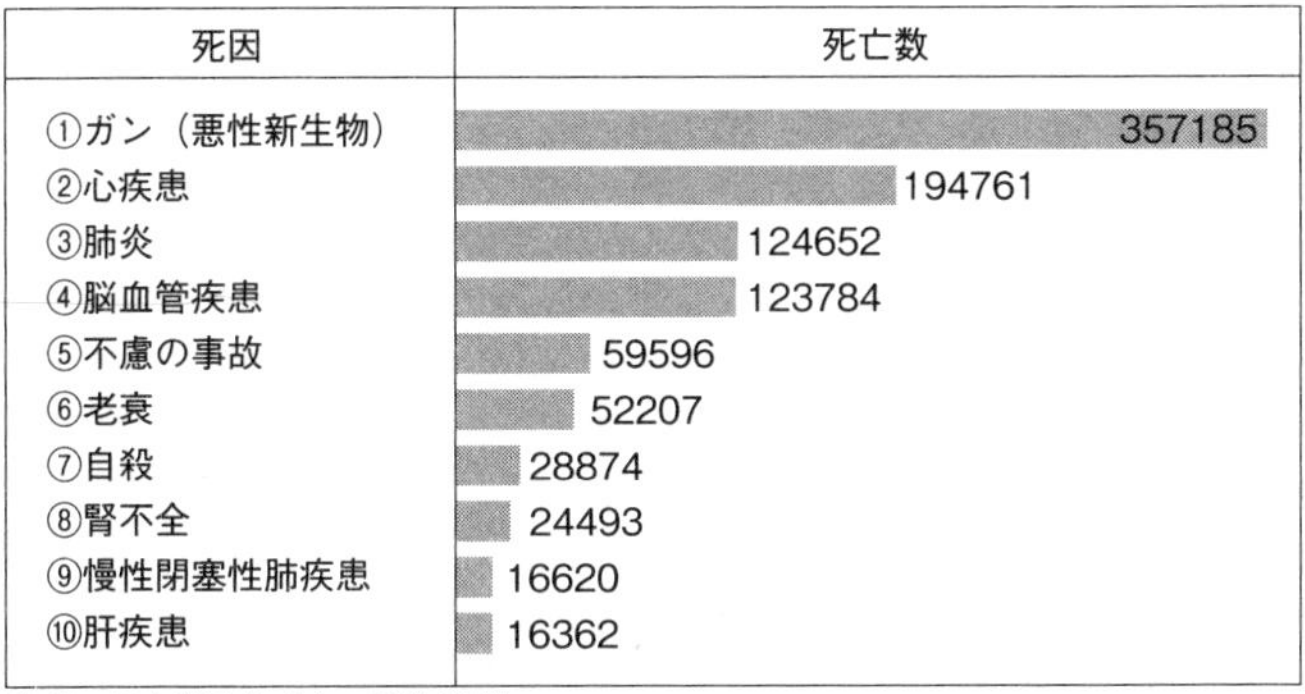

死因	死亡数
①ガン（悪性新生物）	357185
②心疾患	194761
③肺炎	124652
④脳血管疾患	123784
⑤不慮の事故	59596
⑥老衰	52207
⑦自殺	28874
⑧腎不全	24493
⑨慢性閉塞性肺疾患	16620
⑩肝疾患	16362

資料　厚生労働省「人口動態統計」

図表2　主要死因別にみた死亡率の推移

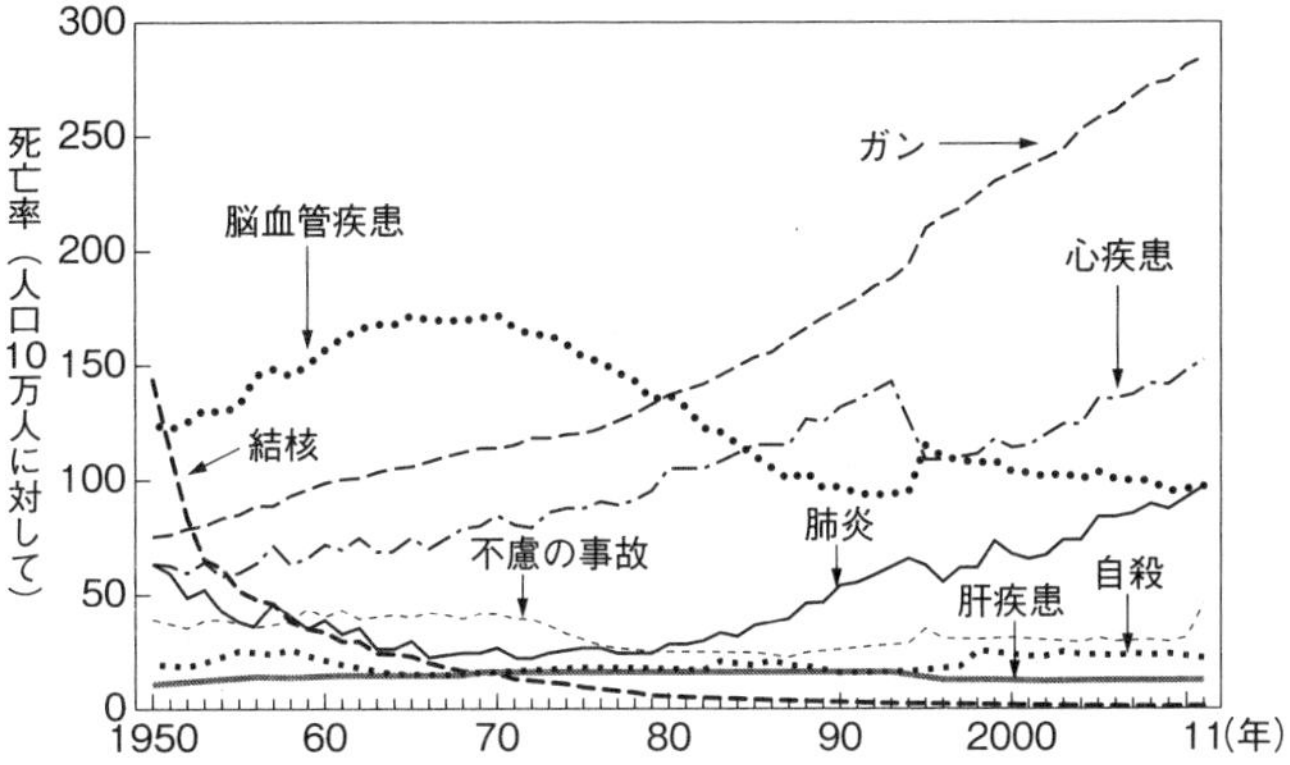

資料　厚生労働省「人口動態統計」
注　1）1994年までの死亡率は旧分類によるものである。
　　2）2011年は概数である。

の1の人々を殺す疫病が流行すると、国は衰亡していくという。

古代ギリシャ（アテネ）を衰亡させた疫病は、発疹チフス、麻疹（ハシカ）、天然痘《てんねんとう》、ペストなど諸説があるが、高度の発熱、下痢、痙攣《けいれん》、出血などを伴う伝染病であった。

1348年に発生したペスト（黒死病）の大流行により、当時のヨーロッパの人口の約4分の1にあたる2500万人が死亡し、キリスト教が長く支配してきたヨーロッパの中世は終わった。

つまり、封建社会の労働の担い手であった農奴が減少して、ヨーロッパの経済が成り立たなくなったこと、さらに、中世ヨーロッパにおいて絶対的な存在であったキリスト教が、人々をペストから守れなかったことによる宗教への不信感などが原因だった。

また、16世紀にインカ帝国が滅亡した要因の一つが天然痘であるし、18〜19世紀には、アメリカ・インディアンやポリネシア人、アフリカの先住民は、侵入してきたヨーロッパ人の持ち込んだ結核、麻疹、天然痘によって衰亡へと追い込まれた。

こうした病気の発生の背景には、人間生活の基本である「衣・食・住」、とくに「食」の問題がある。つまり、極度の空腹（飢餓）と食べ過ぎ（過食）という一見相反する食の問題が国家衰亡の原因となり得るのである。

たとえば、飢餓により栄養障害、免疫力低下が起こり、伝染病が爆発的に流行することも

図表3　医師数と医療費の推移

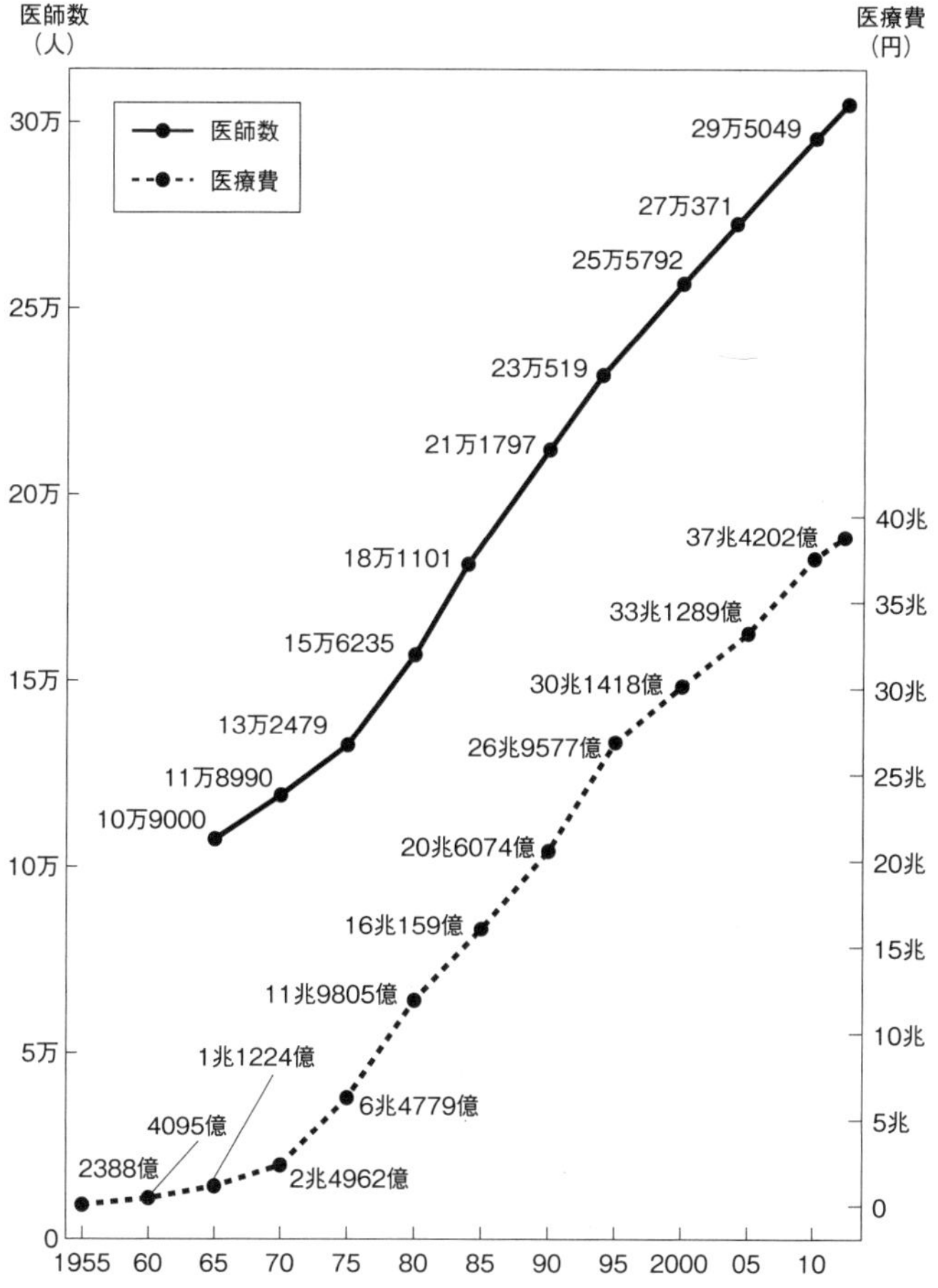

資料　厚生労働省「医師・歯科医師・薬剤師調査」「国民医療費」

あり得るが、逆に食べ過ぎ（過食）により、伝染病をはじめ、糖尿病、脳卒中（脳疾患）、心筋梗塞、ガンといったいわゆる「生活習慣病」が蔓延《まんえん》し、国民の体力を低下させ、ひいては国家を衰亡させることもあり得るのだ。

日本人のガンによる死亡者数が激増しているのは、栄養過剰や過食が大きな要因になっていることは間違いない。

シェイクスピアの『ヴェニスの商人』の中で、侍女ネリッサが「ご馳走を食べ過ぎると、飢えている人間と同様に、病気になる」と述懐しているのは、正鵠《せいこく》を射ている。まさに「過ぎたるはなお及ばざるがごとし」である。

ローマと大英帝国の凋落の原因

ローマ人の美食は、国を衰退させる大きな要因の一つになったとされている。

ローマ人の宴席は、たいてい三つのコースから成り、第一のコースは前菜で、ワインを飲み、卵、腸詰め、セロリ、オリーブの実を食べ、第二のコースのメインディッシュには、鳥獣肉類や魚介類が供された。第三のコースのデザートでは、リンゴ、クリ、ザクロといったフルーツや、小麦粉とミルク、そして油を混ぜて焼き、仕上げにハチミツをかけた菓子が一般的であったという。

ちなみに、第一のコースの卵、第三のコースのリンゴは欠かせない食べ物であったため、ラテン語で「卵からリンゴまで」という言葉は「初めから終わりまで」の意味として使われる。

メインディッシュでは、牡蠣《かき》はキルケーイーやブルタニア海岸産の、雲丹《うに》はミーセーヌム産やルシタニア（ポルトガル）産のものなどが使われたという。

また、鳥獣肉は豚、イノシシ、兎といったポピュラーな肉では物足りず、豚の乳房や子宮、クジャクの肉が珍重されたそうだ。

こうした贅沢《ぜいたく》なご馳走をより多く食べるために、満腹になった後に、鳥の羽でのどをくすぐったり、吐瀉剤《としゃざい》を使って吐くのもあたり前だったという。吐いて胃袋を空にして、宴会をハシゴする輩《やから》もいたというから恐れ入る。

「人の死は、ひっきょう自殺のごとし」という名言を残している哲学者のセネカは、当時のローマ人を「食べるために吐き、吐くために食べている」と酷評している。

一方、京都大学名誉教授の中西輝政《なかにしてるまさ》先生は、ご高著『なぜ国家は衰亡するのか』（ＰＨＰ新書）のなかで、栄華を極めた大英帝国が、第一次世界大戦、大恐慌、第二次世界大戦を経て、１９５０～60年代にかけて衰亡していった要因について述べられている。

具体的には、ローマ帝国の衰退と大英帝国の衰退の共通項について書かれた、英国で出版された本を参考にしながら、12の要点にまとめている。

（1）　都市生活を享受する若者

大都市（メガロポリス＝ローマやロンドン）での生活が非常に快適で刺激に富んだものだったため、多くの若者が大都市から離れたがらなかった。

（2）　海外勤務を嫌う人々

大英帝国を支えていた海外進出と移住を、若者たちはかなり好条件でも厭《いと》う傾向が出てきた。また、イギリス経済の支えであり、世界支配の要《かなめ》であったイギリス商船の乗組員になりたがる若者が減り、イギリス船におけるイギリス人船員の比率が低下した。

（3）　海外旅行の大ブーム

イギリスの「下層中産」と呼ばれた大衆の間でも海外旅行が大ブームになり、ヨーロッパ各地に物見遊山《ものみゆさん》に出かけた。

（4）　温泉ブームに沸く世紀末

イングランド西部のバースという温泉町や、ドイツのバーデン・バーデンがイギリス人の憧れの的になった。

古代ローマでも、カラカラ大浴場（216年完成）のにぎわいでわかるように、大変な入浴ブームがあった。

ちなみに、この温泉ブームは、大都市生活のストレス、あるいは進んだ管理社会のストレスからきていたのであろう、とのこと。

（5）イベントだらけの生活

展覧会、博覧会、スポーツの試合といった催し物に、当時のイギリス人が血眼《ちまなこ》になった。たとえば、イベントがあると一番乗りを目指して、前の晩にとどまらず2日も3日も前から、長蛇の列ができたという。

ローマ帝国の末期にも、大競技場を造って戦車のレースに興じたり、奴隷の剣闘士たちが殺し合ったり、ライオンと戦うのを見て楽しんだ。

（6）古典から離れて軽薄な趣味へ

（7）文字よりマンガ

「グラマー・スクール（日本の旧制中学のようなもので、当時としては高等の教育機関）を卒業したほどの知的な若者が、イラスト入りの新聞しか読まなくなった」と当時の新聞の批評欄に掲載されていたという。

（8）健康への異常な関心

新聞が競って健康についての記事を掲載し、雑誌が健康法についてたびたび特集を組む。

(9) 新興宗教が登場して隆盛

大英帝国だけでなく、ローマ帝国でも同様の現象が起こっていた。

(10) ポピュリズムの横行

誰にも迷惑をかけなければ、何をしても許されるという「好き勝手」という大衆感覚が広がった。

(11)「女性進出」現象や女権拡張運動で社会規範が崩壊

ローマ帝国の繁栄期にもローマの女性が一斉に自己主張を始めた。

(12) グルメブーム

イギリスでは、20世紀初頭に起こった。ローマのグルメブームについては、既に18ページに記したとおりである。

こうした諸現象は、現在の日本に起こっている現象と酷似している。とするとやはり、日本も間違いなく衰亡への道を辿っているのではないか。

古代ローマ帝国に限らず、古代ギリシャ、古代エジプト、インカ帝国なども、その文明が栄華を極めた時、突然疫病が蔓延して衰亡していった。そのほかにもさまざまな要因が存在するのだろうが、疫病の猛威が一大要因になったことは、否定できないだろう。

今後、現代の日本を衰亡させていく疫病とは、毎年死亡者数の約3分の1を占めているガンである。

そんなガン発生の大きな要因とは何か。それは、日本人の食生活の欧米化である。

食生活の欧米化とガンの関係

乳ガン、大腸ガン、肺ガンなど、日本人に多いガンで入院して、手術や抗ガン剤などの治療を終了し、退院する時のこと。患者さんが「今後、どのような食事をしたらいいですか？」と尋ねると、「体力をつけるために、肉、卵、牛乳など栄養のあるものを、何でもしっかり食べてください」といった返事をする医師が大部分のようである。

また、こうした「じつは欧米型のガンの原因となる食物」が、入院中の食事に平然と出てきたりする。

では、欧米型のガンの原因となる食事とは、どういうものなのか。それを探るために、以下、食習慣の変化とガンのタイプの変遷について述べてみる。

戦後（1945年以降）、とくに1960年以降、日本人の食生活は、米、イモ、豆類、魚介類といった旧来の伝統食から、肉、卵、牛乳、バター、マヨネーズに代表される欧米型の食生活に、少しずつ変化していった。

その結果、それまで日本人のガンのかなりの割合を占めていた胃ガンや子宮頸ガンは減少し、その一方で、肺ガン、大腸ガン、乳ガン、卵巣ガン、子宮体ガン、前立腺ガン、膵臓《すいぞう》ガン、食道ガンなど、いわゆる欧米型のガンが著増していった。

また、ほとんどが脳出血であった脳血管疾患＝脳卒中も、1974年、欧米人に多い脳梗塞（血栓）に追い越され、いまや、脳卒中といえばほとんどが脳梗塞である。

戦前（1945年以前）には、ほとんどかかる人がいなかった心筋梗塞は、以後どんどん増え続け、毎年19万人余の日本人の生命を奪い、死亡原因の2位に居座っている。

そのほか、戦後すぐの昭和20年代にかけては、数百人しかいなかったとも言われる糖尿病患者は、いまや予備軍も含めると2200万人にも達している。痛風や脂肪肝といった欧米型の栄養過剰病もどんどん増えている。

日本人の食生活の欧米化が、欧米型の病気を増加させてきたことを証明してくれるのが、図表2、図表4、図表6である。

続いて、米国の食習慣の変化を見てみよう。

東西の大陸鉄道がつながった1869年以降、そして第二次世界大戦の兵器産業の隆盛で経済発展が著しかった1940年代の米国では、社会生活が豊かになるとともに、穀類、イモ類の摂取量が減少していき、対照的に肉、卵、牛乳、バターなどに代表される高タンパ

図表4　日本人の食生活（1日あたりの摂取量）の変化

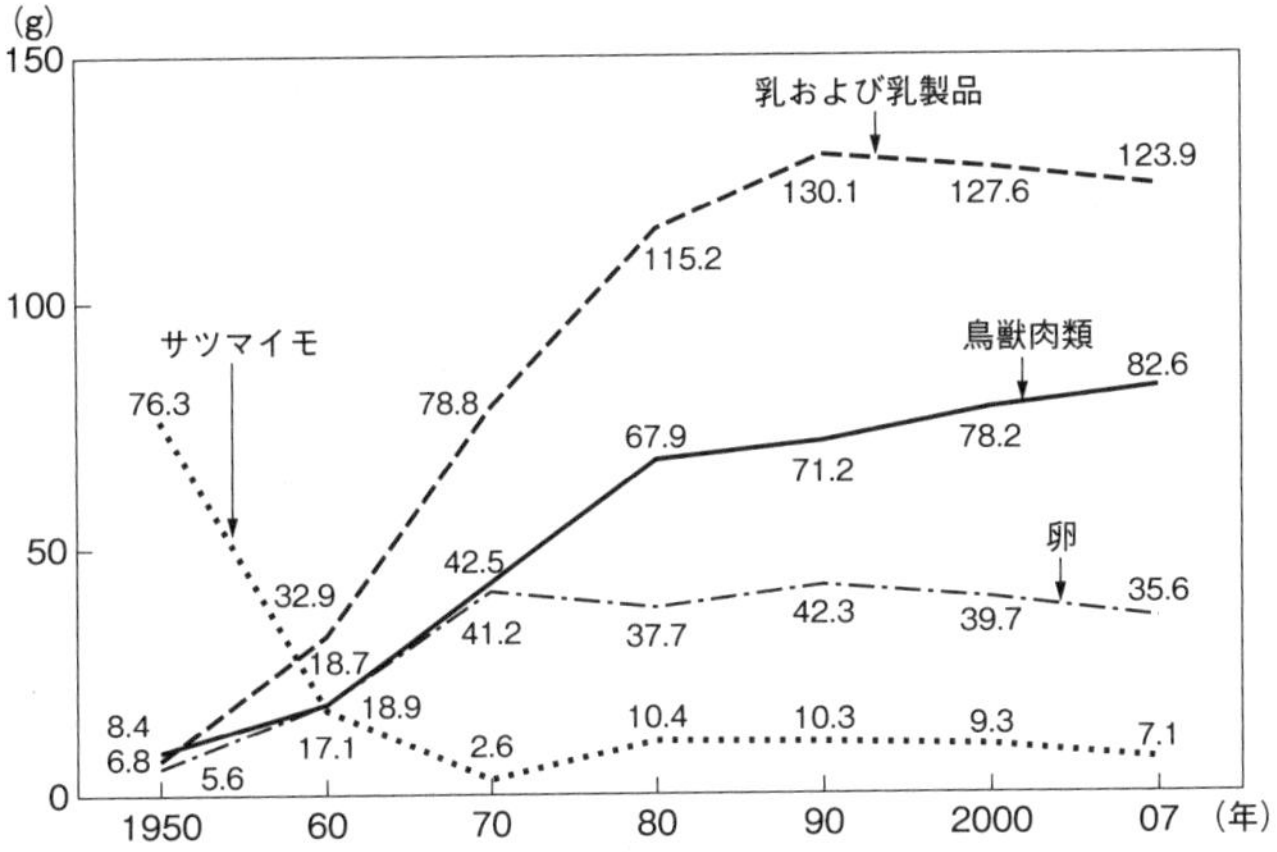

資料　『五訂増補食品成分表2011』（女子栄養大学出版部）
厚生労働省「国民健康・栄養調査報告」

図表5　米国の食生活の変化

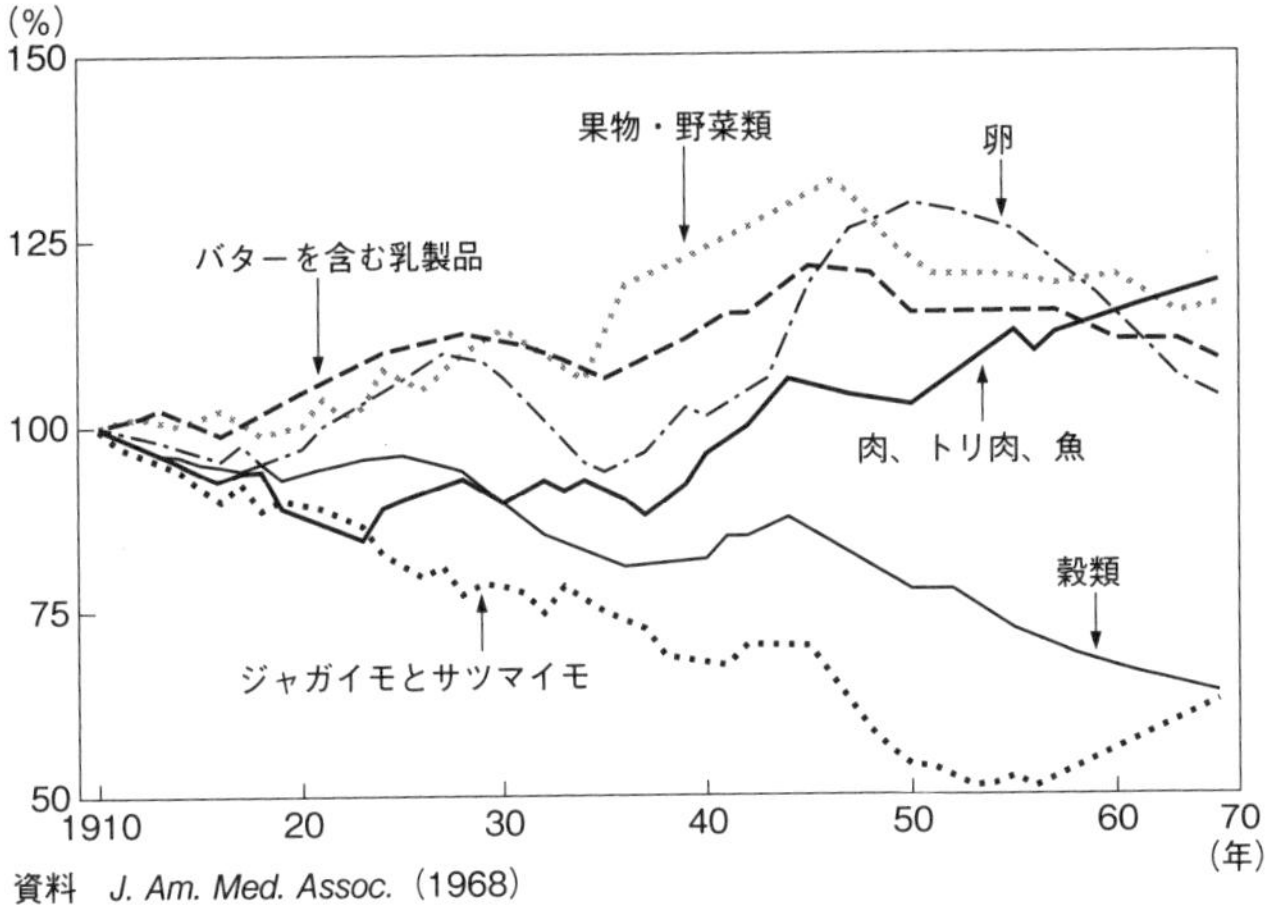

資料　*J. Am. Med. Assoc.*（1968）

図表6　部位別にみたガンの年齢調整死亡率の推移（男女別）

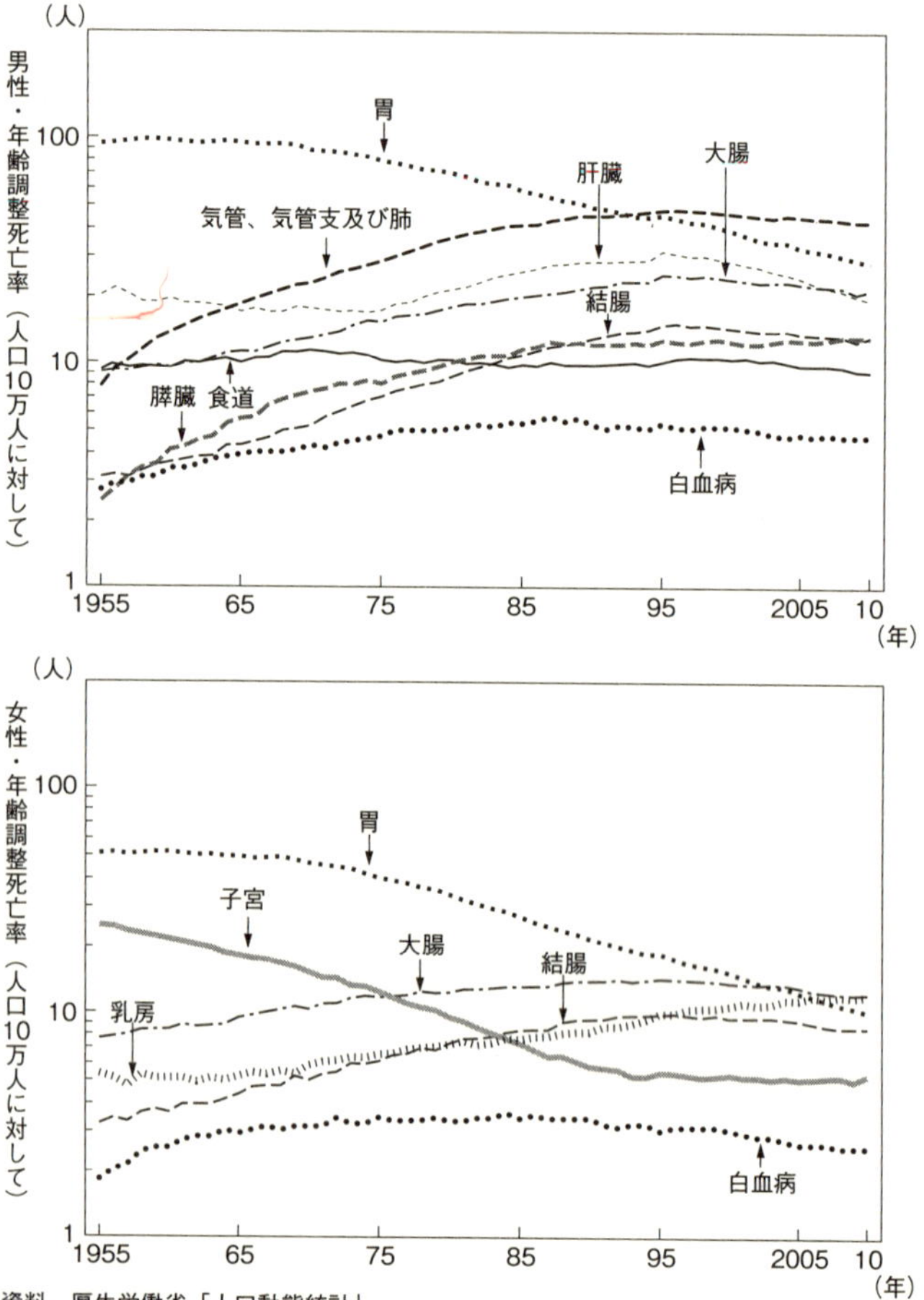

資料　厚生労働省「人口動態統計」

注　1）大腸は、結腸と直腸S状結腸移行部及び直腸を示す。ただし、昭和40年までは直腸肛門部を含む。

2）結腸は、大腸の再掲である。

3）肝臓は、肝臓及び肝内胆管を示す。

4）年齢調整死亡率の基準人口は「昭和60年モデル人口」である。

図表7　米国における部位別にみたガンによる死亡率の推移（男女別）

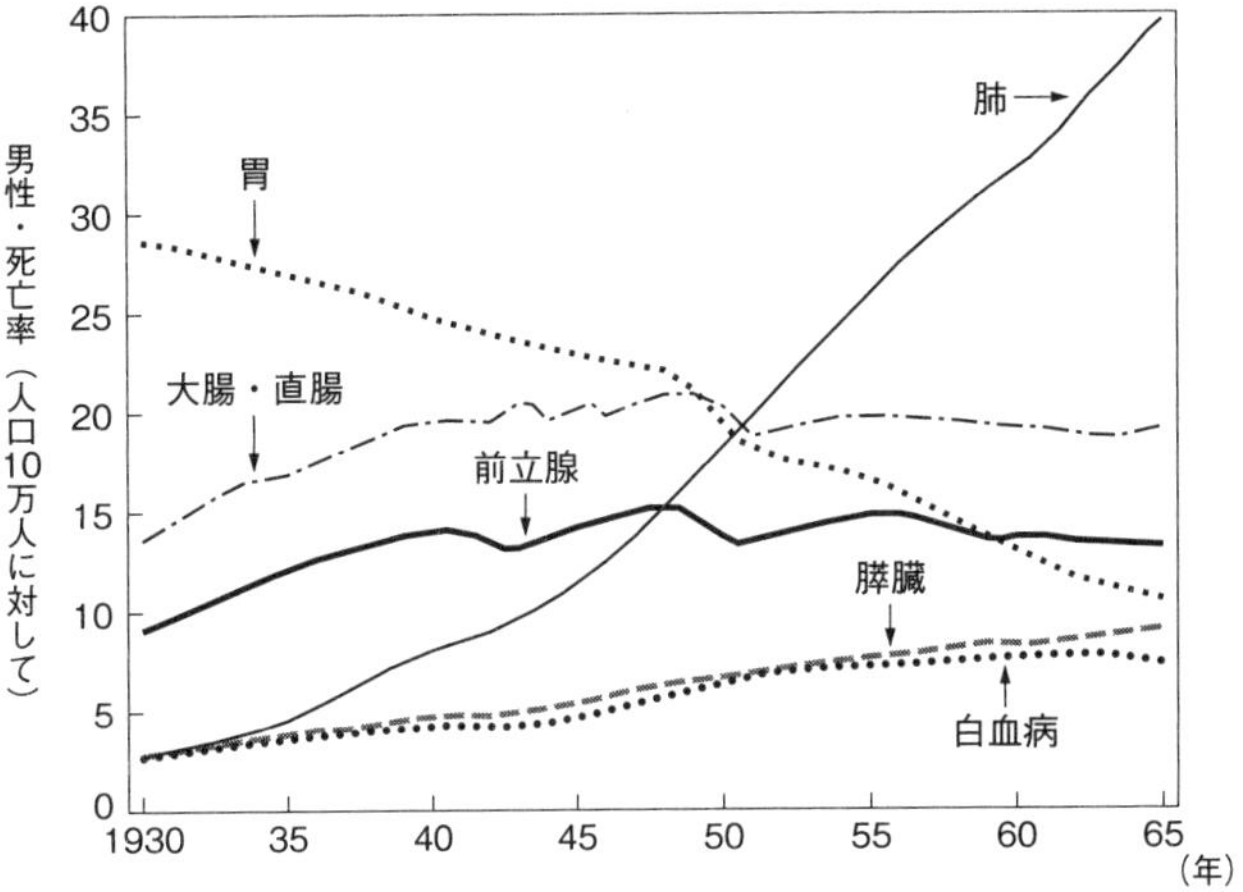

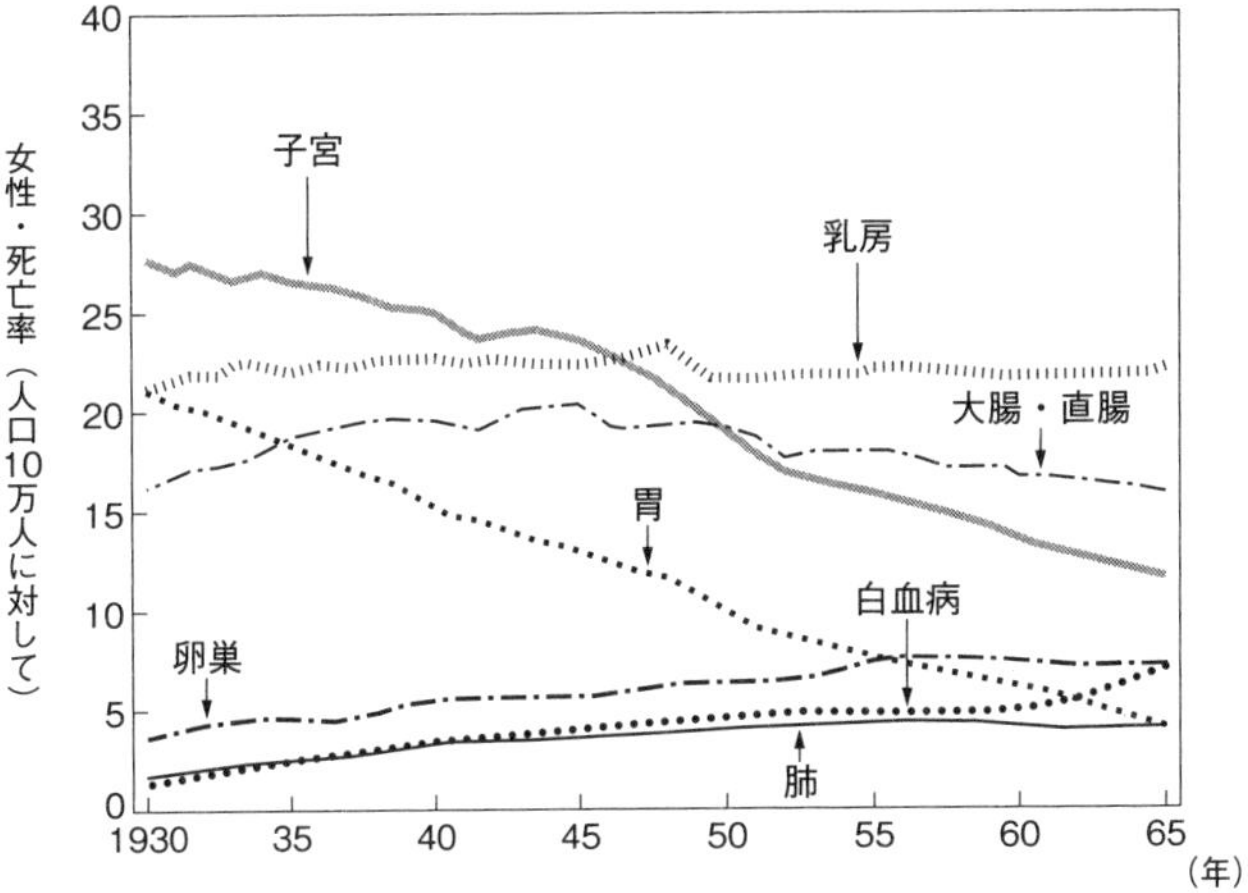

資料　*J. Am. Med. Assoc.*（1968）

ク・高脂肪食が増加していった（図表5）。

その結果、女性は子宮頸ガンと胃ガンが減少し、乳ガン、卵巣ガンが増加してきた（図表7）。一方、男性は、胃ガンが激減し、大腸ガン、前立腺ガン、膵臓ガンが増え、そしてとりわけ、肺ガンが激増する（図表7）。この間、喫煙率は減少してきたのにもかかわらず、こうした結果が出ているのだから驚きである。

つまり、米国でも、食生活の「欧米化」が顕著になると、ガンのタイプも次第に欧米化したのである。ちなみに、どんな国も経済が発展し、豊かになっていくと、食生活は似たような変化を辿る。

何事も日本の数十年先を進んでいた米国が、40年も前に今の日本人の病気、とくにガンの変遷と食生活の変化に深い関係があることを証明していたのである。

こうした事象を鑑みると、ガン患者に「体力をつけるために何でも食べなさい」などという暴言を、医師たちはとても吐けないはずである。

ガン三大療法への大いなる疑問

現代を生きる日本人は、生涯を終えるまでに2人に1人がガンになり、3人に1人はガンで亡くなる。

ガンに対する治療としては、手術、抗ガン剤、放射線が三大療法とされ、1975年以降の30～40年間で、これらの治療法は長足の進歩を遂げたと考えられている。

また、その間に医師の数は約13万人から約30万人と倍増し、彼らは早朝から夜遅くまでの長時間労働を強いられ、懸命の治療を行っている。そんな努力にもかかわらず、現実は、ガンによる死が減るどころか、増加の一途を辿っている。

ということは、西洋医学のガンに対する三大療法は、ほとんど効果がないということになる。

確かに、手術、抗ガン剤、放射線といった療法だけで、ガンが治り元気に過ごしているという人は、少なからず存在している。しかし、もっと巨視的に日本人のガンによる死亡数の増加について統計を検証した場合、西洋医学的治療はほとんど効を奏していないと言っても過言ではないだろう。

以前、こんな出来事があった。甥のK（当時41歳）は、九州で初めて肺の生体移植を成功させたという胸部外科医である。そんな彼が家族連れでわが家にやってきた。

彼は幼少時より優秀だったし、国立大学の医学部にも推薦で入学し、卒業後は米国にも数年留学して、外科医としての腕を磨いてきた。年齢的にも一番脂が乗っている、一般的に言う優秀な外科医だ。

そんな彼と夕食を共にしながら、「ここ30年で医師が倍増し、医療技術も進歩し、しかも毎年37兆円の医療費が使われているのに、病気は減少するどころか増加の一途を辿っている。とくに、ガンによる死亡数が激増しているのをどう思う？　どうせ、高齢者の数が増えたからだなどと言うだろうけど……」と尋ねてみた。

すると、「それもそうだけど、昔、胃潰瘍で手術しても亡くなっていたような人たちが、近年開発されたH_2ブロッカーなどの薬で死ななくなったからだろう」という答えが返ってきた。

胃潰瘍による死亡数が減ったくらいでは、ここ35年でガン死亡者数が約13万人から36万人と3倍近くに増えるはずはない。

そもそも、ガン死者数がここ35年で約3倍増になったという事実も彼は知らないようだった。日本人のガン死者数の1、2位を競っている「肺ガン」の専門家が、この程度の認識しか持っていないのである。

つまり、西洋医学の医師たちは、「今、患者の体に存在するガン腫をどうやって除去するか」だけに腐心するのであって、「なぜガンができるのか、できざるを得なかったのか」という巨視的な、また、生物学的、哲学的な考えを持ち合わせている者はほとんどいないのである。

ガン細胞が1個体内に発生し、それが分裂と増殖を繰り返して約10億個になり、固まって直径0・5センチの腫瘍になるまでには、短くて10年、長くて30年、平均およそ20年を要すると、生物学的には言われている。その大きさに至るまで、内視鏡、CT、MRIなどの西洋医学が誇る最新鋭の優秀な医療機器をもってしても、発見はできない。

つまり、ガン細胞が発生して、約20年経ち、生物学的には晩期のガン腫を最新の医療機器で発見、臨床医学（内科、外科、婦人科など）ではこれを「早期発見」と称して、三大療法を施すのだ。

こうした点にも、西洋医学のガン治療がうまくいかない理由がある。

私の考えでは、ガンは食事の質や量を含め、運動や精神生活など生活習慣全般を正しくすることによって予防する必要がある。この点については詳しく後述する。

若者のガンが増加している背景

2007年に、『余命1ヶ月の花嫁』というドキュメンタリーがテレビで放映されて評判を呼び、その後、映画化までされた。ヒロインは23歳の若さで乳ガンを患《わずら》い、乳房切除の手術後、放射線、抗ガン剤の治療を受けたが、肺、脳、骨に転移して、断末魔の苦しみの中、24歳で亡くなった。

先日、私のクリニックを訪れた29歳の小学校の先生は、妊娠5ヵ月の時に乳ガンが見つかったが、治療ができないまま、出産にいたった。そして、帝王切開で赤ん坊を取り出している最中に卵巣ガンが見つかり、その場で子宮と卵巣の摘出手術が行われたそうだ。

まだまだ若い彼女は、生後5ヵ月の乳飲み子を抱いて、私のクリニックを訪れた。診察して、正直とても厳しい状態だとは思ったが、食事療法をはじめさまざまな自然療法を説明し、いろいろ勇気づけたうえで、帰ってもらった。

しかしながら、2週間後来院された時は、ご主人と母親に抱きかかえられて、まともに歩行ができなかった。乳ガンが脳にも転移していたのである。

つい最近も、卵巣ガンが腹膜に転移し、腹水のために妊娠8ヵ月くらいに見える大きなお腹を抱えながら来院した30歳代の女性を診察した。

また、直腸ガンから肝臓に転移し、余命数ヵ月と宣告された32歳の男性も診察した。

このように、若者のガンが増加し、親が子供の葬式を出さねばならないという「逆さ仏(逆縁)」現象があちこちで起こっている。

栄養行政、学校給食、そして何といっても個々人の食生活、運動習慣などを今一度、根本から見直し、国家レベルでの対策を打ち出さない限り、本当に、日本はガンのために滅びてしまう——私は本気でそう憂慮している。

90人に1人が入院中の日本

２００８年の患者調査によると、死因の上位を占める疾患で、医療機関を受診している患者数、その医療費は以下のとおりである。

●高血圧性疾患……………７９７万人（１兆８９２１億円）
●糖尿病…………………２３７万人（１兆１８５４億円）
●ガン（悪性新生物）……１５２万人（２兆９５７７億円）
●脳血管疾患（脳出血、脳梗塞など）……１３４万人（１兆６７２０億円）
●虚血性心疾患（狭心症、心筋梗塞など）……81万人（７７００億円）

それぞれの患者数を合計すると、約１４００万人にも上る。

カッコ内に示した各疾患の医療費については、２００９年度の国民医療費であるが、合計は８兆４７７２億円となり、一般診療医療費全体の31・7％にもなる。また、人数は治療を受けている患者数であり、受けていない患者はその何倍もいる。

１９６０年以降、減塩指導が厳しくなされてきたが、高血圧患者数は４０００万〜５００

0万人にも上り、男性の約50%、女性の約40%が「高血圧」とされている。

2007年の「国民健康・栄養調査」によると、ヘモグロビンA1c《エーワンシー》値（過去1〜2ヵ月の血糖の平均値を表す。正常値は4・3〜5・8%）が6・1%以上、または「現在糖尿病の治療を受けている」と答えた「糖尿病が強く疑われる人」が約890万人、ヘモグロビンA1cが5・6以上6・1%未満で「糖尿病の可能性を否定できない人」は約1320万人で、合わせて約2210万人と推定されている。

2013年現在では、もっと増加しているのは間違いない。

そのほか、脂質異常症（高脂血症）が約3200万人。また、高血圧、高血糖（糖尿病）、高脂血症などが要因となって発症する脳血管疾患＝脳卒中（脳出血、くも膜下出血、脳梗塞）の総患者数は133万9000人（2008年「患者調査」厚生労働省）、虚血性心疾患（狭心症、心筋梗塞）は80万8000人（同）となっている。

そのほかにも、喘息《ぜんそく》、アトピー、花粉症といったアレルギー疾患、潰瘍性大腸炎、クローン病、橋本病（慢性甲状腺炎）、血小板減少性紫斑《しはん》病、リウマチといった自己免疫性疾患、神経症、うつ、統合失調症といった精神・神経疾患などがいずれも増加し続けている。

2008年10月某日の、全国の入院受療率（人口10万人に対して）は1090、外来受療率は5376であった。これは、調査日に人口の約1・1%（90人に1人）が入院しており、約5・4％（18人に1人）が外来を受診したことを示している。

一方、2010年の有訴者率（人口1000人あたりの病気やけがといった自覚症状のある人）は322・2とされ、実に3人に1人が、どこか調子が悪いことを示している。

日本はまさに、ディズニーランドならぬディジーズランド（Disease Land＝病気の国）に成り下がってしまった。

思い切った抜本的な対策を講じない限り、日本は本当に病気で滅亡してしまう。

医療が国を転覆させる理由

図表8は年間の国民医療費の推移である。2010年には、37兆4202億円とまさに天文学的な数字に達している。

約3000年前の縄文時代から、毎日（毎年ではない！）1000万円ずつ、3000年間使い続けて1兆円になるというのだから、37兆円超という医療費は想像を絶する膨大・甚大な数字である。

現在、毎年の国家の収入が40兆円超であるから、37兆円という医療費が、いかに国家の財政を圧迫しているかもわかる。

また、2010年の財源別にみた国民医療費の内訳は図表9のとおりである。

図表8　国民医療費の年次推移

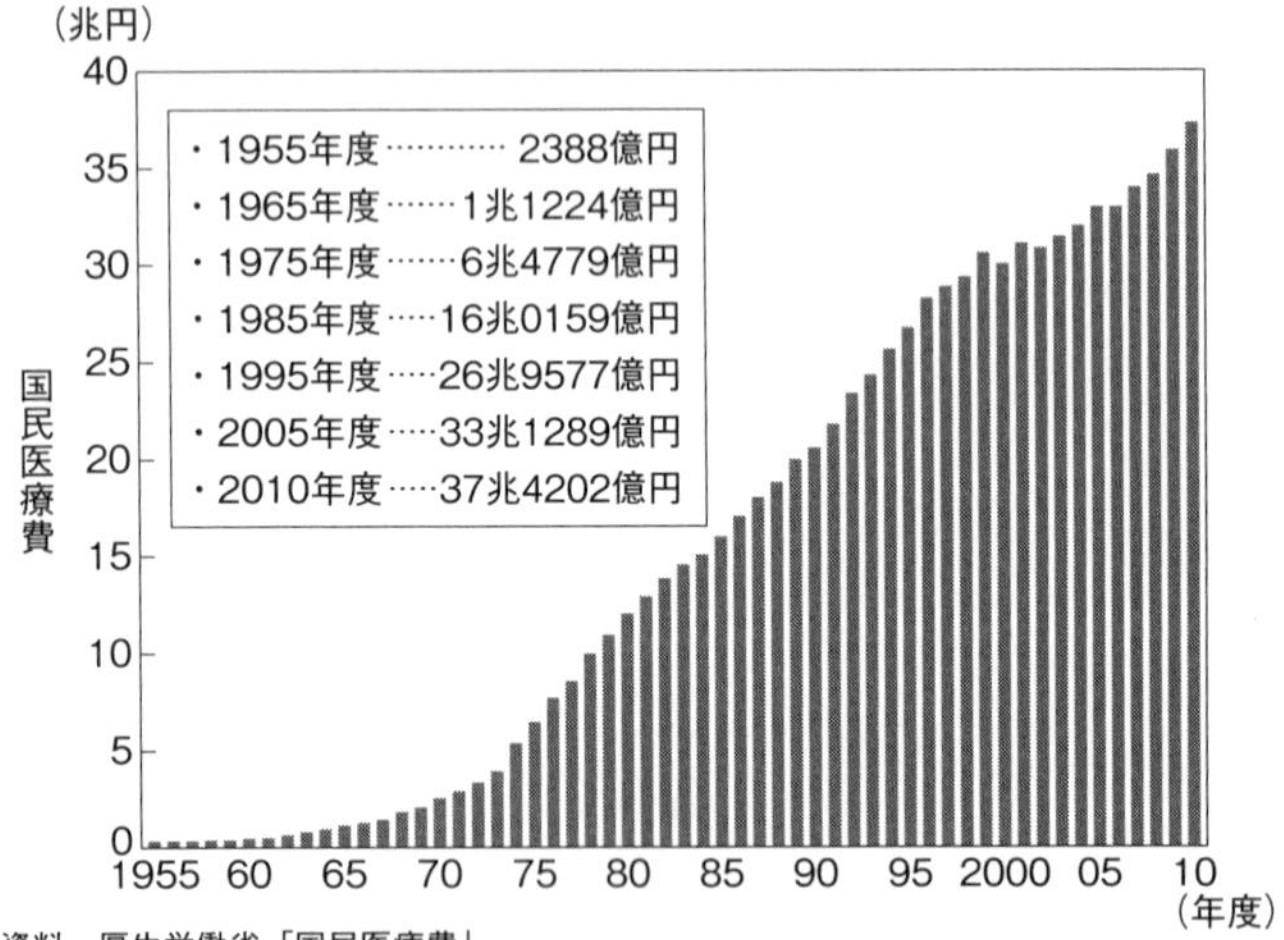

資料　厚生労働省「国民医療費」

図表9　財源別国民医療費

国民医療費		37兆4202億円	100%
公費	国庫	9兆7037億円	25.9%
	地方	4兆5525億円	12.2%
	計	14兆2562億円	38.1%
保険料	事業主	7兆5380億円	20.1%
	被保険者	10兆5939億円	28.3%
	計	18兆1319億円	48.5%
その他患者負担		5兆322億円	13.4%

資料　厚生労働省「国民医療費」

これによれば、公費の負担は14兆２５６２億円で、年間の税収の３分の１強にあたるが、それでも十分に甚大な額である。

国民一人一人の健康のレベルを高め、病人や病気の数を減らしていかなければ、医療崩壊どころか、経済的に国家崩壊が真近に迫っていることを、こうした数字は雄弁に物語っている。

医療に殺されない秘策とは何か

２０１２年12月の総選挙では、いくつもの政党が離合集散し、最終的には10以上もの政党が乱立して、主に「原発」「ＴＰＰ」を争点に論戦が繰り広げられた。

その選挙期間中のこと、東京下町の居酒屋で夕食を摂っていたら、テレビのニュース番組で「今の日本は1年間の医療費が37兆円を超え、２０２５年には52兆円にもなるとの試算があるのに、今度の選挙で、この医療費の高騰についてどの政党も、選挙の争点にしていないとは、おかしいですね」というようなことを、ニュースキャスターが言っていた。これを聞いた私は、わが意を得たり！　と思わずテーブルを叩いたものだ。

既成政党も、たくさんある新党も含めて、国家の財政を圧迫し、医療崩壊のみならず国家崩壊を招来しかねない医療費の高騰をいかに抑えるか、といった施策について語る党は皆無であった。不思議と言えば不思議である。

私が、1985年に設立した静岡県・伊豆にある保養所では、人参《にんじん》リンゴジュース断食や玄米食の自然食により、健康増進を目指している。この保養所には、これまで、首相経験者3人、厚生大臣をはじめ大臣経験者20人以上、国会議員も40人以上が訪れ、リピーターになっている方々も多い。また、最近では同業である医者の姿もよくみられる。

ちなみに、この保養所では、1991年からこれまで22年間、毎週日曜日の午前8時30分〜11時までの2時間半、1回も休まず（合計1100回）に、私は講演会を続けてきた。この講演では、病気を防いだり治したりする方法をはじめ、本著で述べているようなこと（病人、病気が医療崩壊や国家崩壊まで引き起こす可能性があることなど）も毎回話している。保養所に来た国会議員の先生方も、お聞きになっているはずなのに、今のところ施策にはなかなか反映していただけない。

一方、米国では「はじめに」で触れたとおり、1977年の段階で、米国上院の栄養問題特別委員会から、Dietary Goals(食生活の目標)なるものが、米国民に向けて発表された。それは、病気を防ぎ、健康になるための食生活の指針であった。

こうした背景には、あまりにもガン、心筋梗塞、脳卒中、肥満などが米国民に多く、この先病気と病人が国力を削《そ》ぎ、国家財政を圧迫するのではないかという米国政府の憂慮があった。

そこで米国政府は、1975年から、米国の医学者・栄養学者に対して、米国はおろか全世界の人々の栄養状態と病気の状態を調べるように要請した。そして2年後にあたる1977年に発表されたのが、以下の文言である。

米国上院より出された「栄養問題特別委員会」の勧告文

（1）1日のエネルギー摂取の55～60％になるように炭水化物の摂取量を増やすこと。
（2）1日のエネルギー摂取の30％までに脂肪の摂取量を減らすこと。
（3）飽和脂肪酸（動物の脂）と不飽和脂肪酸（魚油や植物油）の比を同等にすること。
（4）コレステロールの摂取量を一日300ミリグラムまでに減らすこと。
（5）1日のエネルギー摂取の15％までに砂糖の摂取量を減らすこと。
（6）塩の摂取量を一日3グラムまでに減らすこと。

結局は、「日本人の食事こそ世界一健康によい食事である」ことが、この勧告文の中でも言及され、米国中に和食レストラン、寿司バー、天ぷらショップが作られ、米国でも、米やイモ、納豆、豆腐、魚などを食べる人が増えてきた。

その後、わずか35年で、米国における心臓病による死亡者数が58％減り、脳血管疾患（おもに脳梗塞）にいたっては60％も減少している。また、G8に属する国々では、ガン死者数が毎年増加しているのに対し、米国だけはガン死者数が17％も減少している。

このように、日本でも国家レベルで病気を防ぎ、健康を増進させる施策を打たない限り、本当に日本は崩壊、衰亡してしまうに違いない。

病気を哲学してみると

一方、個人レベルで病気を減らすには、どうすればよいのだろうか。その答えを見つけるために、そもそも「病気」とは一体何なのか、どういう原因で起こるのか、という問いについて考えてみたい。

西洋医学的な見地からすると、病気の数は数百、数千も存在する。たとえば、「肺炎」ひとつを例にとっても細菌性肺炎、ウイルス性肺炎、真菌性肺炎……と病原体の種類により病名が増えるし、同じ細菌性肺炎でも、細菌の種類によって、肺炎球菌性肺炎、緑膿菌性肺炎などと、やはり病名が増加していく。

また、「心臓病」と一言で言っても、虚血性心臓病（狭心症、心筋梗塞）、弁膜症（大動脈弁閉鎖不全症、僧帽弁狭窄症《そうぼうべんきょうさく》など）、心筋炎、心房細動というように、病態によっていくらでも病気が増える。

ガンだって同様である。肺ガン、大腸ガン、乳ガン、食道ガンなど、発生する臓器別にその種類が増えるし、肺ガンを分類すると、細胞の種類により、扁平上皮ガン、腺ガン、小細胞肺ガンというように増えていくからだ。

つまり、西洋医学は分析的な学問なので、何か新しい細菌や物質が発見されると、病名がどんどん増えていく。しかし、膨大な数の病名を持つ西洋医学においてさえ、病理学で病名を捉えると、ほんのいくつかに分類することができる。

病理学とは、内科、外科、眼科など診療に関わる臨床医学と、解剖学、生理学といった基礎医学の橋渡しをするような学問だ。たとえば、腫瘍の部分から採取してきた細胞を顕微鏡で見て悪性（ガン）か良性かを診断するのも、遺体解剖による死因の究明も、この病理学者の手に依《よ》らなくてはどうすることもできない。

つまり、病理学とは「医学における裁判官」的な重要な役割をになっている。

ではここで、病理学的見地から病気を分類してみよう。
①炎症
②ガン（腫瘍）
③血液・体液の循環障害

④免疫の異常
⑤退行性の病気

このような5つにスッキリと分けられる。

炎症とは「病原菌や酸、薬剤といった化学的因子などの刺激によりダメージを受けた局所が発赤《ほっせき》、腫れ、痛み、発熱などを起こして反応している様子」と定義される。ただし、なぜ病原菌が体内に侵入するのか、侵入しなければならないかについてまでは言及されない。

腫瘍は「細胞の遺伝子が何らかの刺激を受けて変異し、細胞が無制限に分裂・増殖していく」などと定義されている。しかしながら、なぜそういう事態に陥るかについては、明確な説明がない。

循環障害は「体液（血液、リンパ液など）の循環に障害が起こり、出血、血栓、高血圧などが起こる」と定義される。けれども、なぜ出血や血栓、高血圧が発生するかの根源的な解説は皆無で、「結果」の説明に重きが置かれている。

免疫の異常も、人体はなぜアレルギーや自己免疫性疾患を起こさなければならないかという問いに対して、本質的な解説に欠けている。

退行性の病気は、端的に言えば、体を構成する60兆個の細胞とこうした細胞から成る組織器官の部分的な老化と説明できる。しかし、なぜ体全体ではなく、部分的に発生するかについての明確な答えはない。

病気は「正義」である

しかし、漢方医学的見地から病気の原因を考察すると、実に明快だ。

血液の内容などほとんどわかっていなかった2000年も前から、漢方医学では、「万病一元、血液の汚れから生ず」——つまり、どんな病気も「血液の汚れ」が原因であると、実に簡潔に説明している。

たとえば、食べ過ぎ、運動不足、ストレス、冷えといった原因で、血液中にコレステロール、中性脂肪、糖が過剰になったり、尿酸、乳酸、ピルビン酸などの老廃物が増加してくると、血液は、そうした余剰物や老廃物を処理しようとして、さまざまな反応を起こす。こうした反応こそが「病気」であるというのだ。

私たちは、体にとって有害な物質（腐ったもの、ヒ素といった毒物）が胃腸に入ってくると、嘔吐《おうと》をしたり下痢をして、体外に排泄しようとする。

「O《オー》157」という大腸菌による食中毒が多発したことがあったが、後から検証してみたところ、吐き気止めや下痢止めの薬を服用して、とてもよく効いた人がおもに亡くなったという。嘔吐と下痢の役割を考えるとあたり前ではあるが、何とも心が痛む話である。

では、発疹や蕁麻疹《じんましん》といったアレルギー反応についてはどうだろうか。

食べ過ぎ、肉類の摂り過ぎといった人体にとっての「ちょっとした毒」、あるいは食品添加物、化学調味料、化学薬品といった人体にとっての少々の異物は、胃腸の監視の網の目を通り抜けて、血液中に入ってくる。これらを血液中の白血球が「異物」と認識した場合、アレルギー反応を起こし、蕁麻疹や湿疹として体外へ排泄しようとするのだ。

昔から、梅毒、ハシカ、発疹チフスなど発疹を伴う病気は、発疹がひどい人ほど病気自体は軽くて済むという経験則がある。これは発疹の意義からすると当然である。

西洋医学では、発疹を「皮膚」の病気と診断し、ステロイド剤などを用いて、その反応を抑えようとする。そうすると「皮膚病」はいったん治ったように見えても再発しやすい。

その点、漢方では葛根湯《かっこんとう》や十味敗毒湯《じゅうみはいどくとう》で、体内の老廃物を排泄することにより治療しようとするので、一度治れば再発はしにくい。

一方、体内や血液内に、白血球が処理できないほどの有害物が侵入したり、老廃物が発生したりすると、体はバイ菌（細菌、ウイルス、真菌など）の力を借りて、それらを燃焼しようとする。それが「炎症」の実態である。

バイ菌は、ドブ川やごみ溜め、死骸などにたくさん存在し、きれいな小川の清流や、コバルトブルーの海にはほとんど棲息していない。こうした事象から考えると、バイ菌は、地球上の余剰物、老廃物を燃焼処理する使命を持って存在していることがわかる。よって、バイ菌が体内に侵入してくるのは、体内や血液内が汚れているからにほかならない。

炎症（肺炎、気管支炎、胆嚢《たんのう》炎など「炎」のつく病気）が起こると、「発熱」と「食欲不振」が発現する。発熱は、老廃物や有害物を燃焼している様子であるし、食欲不振は、血液を汚す最大の原因である食べ過ぎを抑えようとする反応である。

こうした「炎症」に対して西洋医学では、抗生剤でバイ菌を殺したり、せっかくの発熱を解熱したり、食欲不振に対しては、「体力をつけるために頑張って食べなさい」などと、本能に反する治療が行われることが多い。

翻《ひるがえ》って漢方では、葛根湯が処方される。ニッキ、シャクヤク、ナツメ、生姜《しょうが》、葛《くず》の根など体を温める生薬《しょうやく》から成る葛根湯を服用すると、30分も経てばジワリと発汗してスーッと解熱し、気分がよくなることが多い。

これは、汗で体内の老廃物を排泄して、血液がキレイになったことで、バイ菌は侵入する理由がなくなり、炎症が治まるからである。

日本では生姜湯（すりおろし生姜と黒砂糖を湯のみに適量入れ熱湯を注ぐ）や卵酒（卵1個分の卵黄に日本酒の熱燗半合〜1合を入れて作る）が風邪や炎症性疾患の初期に用いられる。また、ヨーロッパの民間療法においても、レモンウイスキー（ウイスキーのお湯割りにレモン汁をしぼる）や赤ワインの熱燗が用いられる。これらも同様に体を温めて、発汗を促し、風邪や炎症に効く。

抗生剤や解熱剤で治療した風邪や気管支炎は、いったん解熱したとしても、ぶり返したり、長引いたりすることが少なくない。一方、漢方薬や民間療法で治した場合、一時的に高熱が出てから、スーッとよくなることがほとんどである。

血液の汚れこそ万病の元

年齢とともに、血液中にコレステロールや中性脂肪、糖といった栄養物質が過剰に含まれるようになったり、尿酸、乳酸、ピルビン酸などの老廃物も増加してくる。すると、体はそうした有害物を血管の内壁に沈着させて血液を浄化しようとする。

こうした作用により、血液は浄化されるが、血管壁にくっついた余剰物や老廃物は固まって次第に動脈硬化を起こす。そして、動脈硬化により血液の通り道が細くなると、心臓はより大きな力で、血液を全身に送り出そうとする。それが高血圧という現象である。

こうした動脈硬化や高血圧に対して、西洋医学では、血管拡張剤や心筋の力を弱める薬で血圧を下げようとする。それでたとえ一時しのぎはできたとしても、同じ生活習慣（食事の質や量の間違い、運動不足、ストレス過剰など）を続けていれば、再び血液が汚れてしまう。

しかし、血管内壁に汚れ（老廃物、余剰物）を沈着させて血液を浄化しようとする反応には限度がある。なぜならそれでは血管が細くなりすぎてしまうからだ。

では、そのような場合には、体はどのような反応を示すのだろうか。それは、大きく分けて二つあり、一つは血管壁を破ることによって、すなわち出血によって汚れた血液を外に出す方法、そしてもう一つは、汚れた血液を1ヵ所にかためて血栓を作り、血液を浄化しようとする方法である。

これが体の摂理だとすれば、動脈硬化、高血圧、出血（潰瘍、痔、子宮筋腫による出血、脳出血など）、血栓（心筋梗塞、脳梗塞）も、血液を浄化して、「少しでも健康になろう」「生命を保とう」とする反応にほかならない。

つまり、炎症、高血圧、動脈硬化、出血、血栓――これらは全て何とか血液を浄化しようとする反応なのである。それを「病気」とみなして無理に抑えたり、あるいは、食べ過ぎ、運動不足、体を冷やすといった生活習慣を続けている人は、血液中に多量の老廃物や有害物を溜め込んでいくことになる。

そうなると、血液の汚れを1ヵ所にかためて、それを浄化しようとする装置が体内に作られる。それこそがガン腫である――そんな説を打ち立てられたのが血液生理学者の森下敬一《けいいち》博士である。

森下先生は1928年3月3日の生まれで、1950年に東京医科大学を卒業された。その後、血液生理学の研究に没頭され、1960年代の前半には「血球の腸造血説」や「ガンは血液の汚れの浄化装置説」を打ち立てられた。

そして1966年には第51回国会に特別招致されて、「今のままのガン対策では、将来、日本はガン患者であふれ、取り返しのつかないことになる」という証言をされた。まさに、その予言どおりになってしまったことは、残念でならない。

西洋医学でも以前から、「ガンからはガン毒素が分泌される」と指摘されていたが、ガンが血液の汚れを1ヵ所に集めて排泄していると考えれば、そうした見解にも合点がいく。

ガンはある程度進行してくると、必ず「出血」してくる。たとえば、

●胃ガン→吐血
●肺ガン→喀血《かっけつ》
●大腸ガン→下血
●腎臓・膀胱ガン→血尿
●子宮ガン→不正出血

という具合である。

こうした出血も、汚れた血液を体外に捨てて血液を浄化して、「健康になろう」「生命を守ろう」とする体の防衛本能ではないだろうか。

とすると、ガンは西洋医学が考えているような「悪魔の細胞」「人類最大の仇敵」などというような存在ではない。

人体には、生きている限り、病気を治そう、延命しようとする能力が備わっている。ガン腫も血液の浄化反応と考えるのが自然だろう。死人にガンができることは決してない。

従って、手術、放射線治療、抗ガン剤投与によって、ガン腫を除去したり、抹殺したとしても、一方で、血液の汚れをそのまま放置していれば、生命がある限り、血液浄化装置としてのガン腫が何度でも出現するだろう。それが西洋医学でいう「再発」や「転移」である。

こんな食事がガン体質を作る

人間も動物もある程度以上の病気を患うと、ほとんどの場合「食欲不振」か「発熱」を伴う。これを裏返して考えてみると、あらゆる病気の原因が、食欲不振の反対＝「過食」と発熱の反対＝「冷え」にあるということになる。

事実、第二次世界大戦の終戦の年にあたる１９４５年には、ヨーロッパ各国で食料が不足していた。そして、空腹を余儀なくされたヨーロッパ人たちの間では、ガン、脳卒中、心臓病、糖尿病といった生活習慣病の罹患率や死亡率が過去最低になったという史実も残っている。

一方、私たち日本人を含めて現代人は、肉体的活動量や運動量に比べて、明らかに食べ過ぎている。その結果、「高」脂血症、「高」血糖、「高」体重など、「高」が並ぶメタボリック・シンドローム（以下「メタボ」と略す）が蔓延しているわけである。

２００４年10月19日、当時の米国のジョン・スノー財務長官は、ペンシルベニア州での講演で「米国では、国民の食べ過ぎ、飲み過ぎに伴う健康問題が医療費高騰の一因になっている。米国は過食を嫌う文化を必要としている。そうすれば、医療費増大の原因となっている生活習慣病が減少するだろう」と述べたが、実に的を射た指摘である。

では続いて、「空腹」や「断食」が「病気を減らす」ことを、さまざまな研究結果から立証してみよう。

１９３５年、米国コーネル大学のクライブ・マッケイ博士が「低栄養が動物の寿命を延ばし、腫瘍の発生を抑える」ことを実験で証明して以来、１９４０年代の欧米の栄養学では「食物およびカロリー制限をして育ったネズミは、さまざまなガンの発生を抑えられる」という実験結果が次々と報告されている。

その後、フィラデルフィア癌研究所での実験でも、ネズミをA群、B群、C群、D群に分け、カロリーとタンパク質の摂取を変えて実験したところ、低タンパク・低カロリー群の発ガン率が一番低いことがわかった。

ニューヨークのマウントサイナイ医科大学のルドウィック・グロス教授の実験結果によると、ある量の放射線を「満腹ネズミ」に照射したところ、100%発ガンしたのに対して、腹五分（50%）程度の「空腹ネズミ」に同量の放射線を照射しても、わずか0・7%しか発ガンしなかったという。

日本でも1998年、大阪府立大学農学部の中野長久《よしひさ》教授らが、150匹のネズミを50匹ずつ、

（1）食事制限なし
（2）食事を80%程度に制限する
（3）食事を60%程度に制限する

の3つのグループに分けて飼育するという実験をした。

そして5週目に、すべてのネズミの腹部にガン細胞を注入して、毎週ガンの進行状態を調べた。

その結果、（1）（2）のグループは、ガン細胞注入後2〜3週間で、腹部に平均約11グラムの腫瘍ができ、4週間目には、ほとんどのネズミが死亡した。

一方（3）の「腹六分」のネズミは、ガン細胞注入後2〜3週間で、腫瘍の大きさは平均7グラムと小さく、しかもほとんどのネズミが7週間目まで生存した。

また、米国のエモリー大学病院のスティーブン・B・ハイムスフィールド博士が、平均年齢50歳で同じ程度の進行ガン患者100人を無作為に抽出して、A群の50人には病院の普通食を、B群の50人には特別の栄養素を存分に入れたスープを加えた高栄養食を与えたところ、A群の平均生存日数は300日、B群は75日だったという。

こうした諸事実を鑑みると、私たち人間がガンになった時に食欲がなくなるのは、体がガンを治そう、延命しようとする反応であると考えてよい。

究極の「少食」は「断食」であるが、米国カリフォルニア大学バークレー校のマーク・ヘラースタイン博士は、「断食すると、体内の細胞に抗ガン効果をもたらす」と発表している。

同博士は、「1日おきにネズミに断食させたところ、体細胞の分裂する速度が確実に減る」ことも突き止めた。そして、ガンは「規律性を失った細胞が、とめどもなく分裂、増殖する病態」であるが、「細胞分裂自体が遅くなれば、ガン発生の危険性を減らす」と同博士は述べている。

逆に、成長ホルモンやインスリンのような「細胞の成長を促す」ホルモンは、細胞の分裂を促し、ガン細胞増殖のプロセスに深く関わるという。たくさん食べるとインスリンや成長ホルモンの分泌が促される――とすれば、やはり少食こそガンを遠ざけるのだと言えるだろう。

病気を引き寄せる法則

スウェーデンで45歳から83歳までの男女約8万人を対象に、ウエストのサイズ、ウエスト／身長比、BMI〈肥満指数＝体重（キログラム）÷身長（メートル）÷身長（メートル）〉などを測り、7年間追跡調査をするという研究が行われた。

その間、1100人が入院するか、死亡したが、「ウエストのサイズが4インチ（約10センチ）増えるごとに、心臓病発症のリスクが15％高くなる」「（ウエスト÷身長）が2分の1以上になると、心臓病、糖尿病、脳卒中による死亡率が2～4倍になる」ということがわかったという。

つまり、食べ過ぎによる肥満が心臓病のリスクを高めると言えるだろう。

米国セントルイスのワシントン大学医学部の助教授ルイージ・フォンターナ博士は、「理想的な栄養を摂りながら、カロリーを制限する会」の41歳から65歳の会員25人に6年間、1日あたり1400～2000キロカロリーの低カロリー食（典型的な西洋食は2000～3000キロカロリー／日）を食べてもらい、心臓の働きを検査した。

一般に、年齢とともに、心臓や動脈の壁が厚くなり、弾力性が失われ、心臓の拡張期の働きが低下するのが普通である。しかし、低カロリー食を続けた人たちは「心臓壁の弾力性が高く、同世代の人々に比べて拡張期の機能が15歳も若い」ことがわかった。

ちなみに、低カロリー食の人々の体脂肪率は平均7％で、普通食の人々の体脂肪率25％に比べて格段に低かったそうだ。

低カロリー食の人々の食事の内容は、いろいろな魚、フルーツ、野菜、全粒小麦、オリーブオイルなどが中心で、精製食品や加工食品、ソフトドリンク、デザート、白パンはほとんど摂らず、「伝統的な地中海食」に近かったという。

米国ボルチモアの国立老化研究所（ＮＩＡ）のドナルド・イングラム博士は、アカゲザル２００匹に対して、普通食の30％カロリー減にあたる食事を1ヵ月以上与え続けたところ、普通食の群より血圧や血糖値が低く保たれたので、「人間の生活習慣病の脳卒中、心筋梗塞、糖尿病も低カロリー食で防げるだろう」と推測している。

また、米国ウィスコンシン大学マディソン校医学部のリチャード・ワインドルック教授と国立老化研究所のフェリペ・シエラ博士らは、７〜14歳のアカゲザル76匹を半分ずつに分けて20年間にわたって追跡調査した。

このうち、生存し続けたのは57匹で、制限なく食事を与えたのは24匹、カロリーを30％減らした食事を与えたのは33匹という開きがあった。

そして、低カロリー群には、ガンや心臓血管疾患が少なく、とくに、脳の健康状態が良好に保たれ、サルによく見られる糖尿病がないことがわかったとの研究結果を発表している。

一方、イタリアのパビア大学のロベルト・フォガリ博士らは、血圧が140〜150／90〜99ミリ（メートル）Hgと高く、体重超過の成人210人に対して、「食事を減らして5％の減量をするように」と指示した。

その結果、全体の約半数が減量に成功したが、減量できた人の53％が血圧を140／90ミリHg以下に下げることができたという。

「5％の減量」というのは、80キロの体重の人であれば4キロ、60キロの体重の人であれば3キロであり、決して難しい話ではないだろう。

若々しく長生きする食べ方とは

米国の国立老化研究所のマーク・マットソン博士は、ネズミを、
●A群……好きなだけ食べさせる
●B群……摂取カロリーを60％に抑える
●C群……1日おきに好きなだけ食べさせて、翌日は断食させる

に分けて実験したところ、C群が一番健康で、しかも寿命も長く、老化による脳の損傷も少なく、アルツハイマー病やパーキンソン病にかかるネズミもいなかったと発表している。

そして、「断食が、酸化による脳細胞の損傷を抑え、体のあらゆる細胞の成長を促す」と結論づけた。

また、「空腹」により頭の働きがよくなることは、米国のイェール大学のトーマス・ホーバス博士により、明らかにされている。

同博士の説明によれば、空腹の時に胃の細胞から分泌される「グレリン」(別名「飢餓ホルモン」)が、脳の中で記憶に関わる「海馬《かいば》」の働きを促進するという。

そのほか、2000年には、米国のマサチューセッツ工科大学のレオナルド・ギャラン教授が「空腹」「断食」の若返り効果を科学的に証明している。

その鍵を握るのが、人体を構成する60兆個の細胞の中に存在する「サーチュイン遺伝子」(別名「長寿遺伝子」)である。このサーチュイン遺伝子は、生物が「飢餓」状態になると活性化し、老化を遅らせ、寿命を延ばす働きをするという。

24歳前後の寿命を持つサルを「食料をたくさん与えるグループ(A群)」と「腹六分程度の食料を与えるグループ(B群)」に分け、20年間飼い続けて調査したところ、A群の「満腹サル」は頭髪が抜け、シワだらけの顔になるなど、老化現象が目立ったが、B群の「空腹サル」たちは頭髪はフサフサで、顔のシワも少なく、脳のCT検査でも萎縮などの老化現象は見られなかったそうだ。

活性酸素は、老化やさまざまな病気の原因になると言われているが、「サーチュイン遺伝子」は活性酸素から細胞や遺伝子を守って、老化や病気を抑制することが近年の研究で明らかにされている。

また、スペインの老人ホームで、1800キロカロリーの食事を毎日与えたグループと、1800キロカロリーの食事と「水断食」を1日おきに行ったグループを比べたところ、後者の老人たちの方が圧倒的に長生きしたとの報告もある。

「よく食べて元気になる」はウソ

米国のオレゴン健康科学大学のヤンコ・ニコリヒ・ツーギッヒ博士らは、18〜23歳のアカゲザル41匹を長期にわたり観察を続けた。ちなみに、アカゲザルの平均寿命はおよそ27歳なので、人間に換算すると60〜70歳に相当する。

41匹のうち、

- 28匹……標準食
- 13匹……標準食のカロリーを30％カットした食事（腹七分）

を与えた。その結果、「腹七分」のアカゲザルでは、加齢により最も影響を受ける免疫細胞であるT細胞（リンパ球の一種）の機能や産生量がむしろ向上し、逆に炎症物質（CRPなど）の産生量が減少することがわかったという。

「カロリー制限が免疫機能の老化を遅らせ、感染症への抵抗力を維持することで、結果的に寿命を延ばす」と同博士は述べている。

また、米国ミネソタ大学医学部の教授だったM・J・マレイ博士の論考も非常に興味深い。同博士は1975年に飢饉《ききん》のサハラ砂漠を訪れ、遊牧民に食料を与えたところ、「しばらく経って突然、マラリアやブルセロージス、結核などの感染症が起こり始めた」という。

こうした経験から「栄養過多が感染症を誘発するのではないか」「私たちが食べる食物中の栄養素は、私たちの体の維持よりも、むしろ病原菌の分裂と増殖に利用されるのではないか」と考えるにいたった。

その後、さまざまな実験を繰り返した同博士は、「感染症をはじめ、病気にかかった時には食欲不振に陥るが、これは体の防衛機能の表現である」という論文を、米国臨床栄養学会誌に発表した。

その実験の概要は、次のようなものである。

ネズミ100匹を4群に分ける。まず、何も感染していないネズミと、腹腔内に病原菌を

図表10　マレイ博士のネズミの実験

	処置の内容	死亡率	平均生存日数
A群（10匹）	●感染していないネズミ ●毎朝2gの餌を胃チューブで食べさせる ※その他の時は自由に食べさせる	0	
B群（30匹）	●感染していないネズミ ●自由に食べさせる ●毎朝、胃チューブを入れるが、餌は何も入れない ●0.85%の食塩水を0.2ml腹腔に注射	0	
C群（30匹）	●腹腔内に、リステリア・モノサイトゲネスという病原菌を0.85%の食塩水0.2mlに溶いて、腹腔内に注射し、感染を起こさせる ●自由に食べさせる ●毎朝、胃チューブを入れるが、餌は何も入れない	43%	8.7日
D群（30匹）	●腹腔内に、C群と同じ病原菌を注射し、感染を起こさせる ●自由に食べさせる ●その上に胃チューブを入れて、強制的に餌を食べさせる	93%	3.9日

資料　*American Journal of Clinical Nutrition*（1979）

入れて腹膜炎を起こさせたネズミの2群に分ける。その2群をそれぞれ自由に食べさせる群とチューブを胃に入れて無理に食べさせる群に分けて、死亡率と平均生存日数を観察した(図表10)。

この実験で言えることは、感染症をはじめさまざまな病気で「体力をつけるために」という理由で、無理に食べたり、食事を強要したりすることが、体にとっていかに悪いかということである。それどころか、かえって病気を悪化させたり、死期を早めたりする可能性さえ大いにあり得るのだ。

第2章　医療から国を守るためにすべき4つのこと

降圧剤の乱用はなぜ怖いのか

２０００年までは、上（収縮期）の血圧が１６０ミリHg以上、下（拡張期）の血圧が95ミリHg以上を高血圧と定義していた。しかしその年に１４０／90ミリHg以上が「高血圧」ということに変更され、今ではこの基準を超える血圧の人にはすぐに降圧剤が処方される傾向がある。

この年の「循環器疾患基礎調査」によると、日本高血圧学会が作成した「高血圧治療ガイドライン２０００年版」における基準に基づく高血圧の割合が、それぞれ30歳以上で男51・7％、女39・７％であった。

つまり、定義によれば国民の約半分が高血圧ということになる。およそ半数を占めるということは、言い換えれば、それが普通のことであるとも言える。

とすると、そもそも血圧の正常値の基準の設定自体に問題があるのではないか。そんな疑問も湧いてくる。

冬は寒いがために血管が収縮する、つまり血液の通り道が細くなるので、心臓は力を入れて全身の細胞に血液を送り届けようとして血圧が上昇する。

また、歳をとってくると、動脈硬化を起こして、血管が細くなる。そのうえ、次第に柔軟性が失われてくるので、心臓が力を入れて血流をよくしようとして血圧が上昇する。極めてまっとうな自然の道理である。

仮に、こうした場合に血圧が上昇しなければ、血液の供給量が不足してしまう。そうすれば、全身の細胞に栄養、酸素、水、免疫物質が届けられなくなり、十分な働きができなくなってしまう。

血圧は、誰しも死ねば「0」になるのだから、一概に「高いから悪い」「低いほどよい」とは言えないのではないだろうか。

たとえば私のクリニックに通ってこられる86歳の老婦人はかなりの高血圧だが、降圧剤を処方されても規則的に服用しないらしく、いつも上が200～220ミリHg、下が100～110ミリHgもある。

しかし本人はいたってピンピンしていて、とても86歳には見えない。

対照的に、血圧の薬を毎日数種類、医師の指示通り服用しているのだが、上の血圧が100ミリHg前後まで低下し、ふらふらすることがあり、駅のプラットホームでは端のほうは恐くて歩けないと話す人もいる。

高血圧を長く無治療で放置すると、脳卒中（脳出血、脳梗塞）、脳血管性認知症（ボケ）、高血圧性網膜症（網膜出血など）、高血圧性心臓病（心不全予備軍）、胸部～腹部動脈瘤《りゅう》、

図表11　降圧剤の副作用

精神神経症状	頭痛、頭重、めまい、耳鳴り、眠気、不眠、悪夢、うつ状態、全身倦怠
循環器症状	顔面紅潮、頭痛、動悸、血圧低下、むくみ、のぼせ、立ちくらみ、頻脈又は徐脈
消化器症状	吐き気、食欲不振、胸やけ、口渇、便秘、下痢、腹痛、肝機能値（GOT、GPT）の異常
泌尿器症状	腎機能低下（クレアチニン、尿素窒素の上昇）、性機能低下（インポテンツ）
呼吸器症状	空咳（とくにACE阻害剤で）
過敏症	発疹、掻痒感
骨筋肉の症状	間欠性跛行、手足の冷え（とくにβ遮断薬などで）
その他	女性化乳房（とくに利尿剤のスピロノラクトンなどで）

高血圧性腎臓病（腎不全予備軍）、閉塞性動脈硬化症（間欠性跛行《はこう》）といった合併症を起こしやすい、という大義のもと、少しでも血圧が高くなると、化学薬品が処方される傾向がある。

一方、降圧剤を服用すると図表11に示したような副作用が現れることがある。

なぜ、こうした副作用が起こるのだろうか。その答えは簡単である。

脳、心臓、肺、胃腸、肝臓、腎臓など、ありとあらゆる臓器が、血液が運んでくる水、酸素、さまざまな栄養素、免疫物質などを糧《かて》にして、それぞれの臓器特有の働きを遂行しているからである。

つまり、血液を押し出す力＝血圧が低下すれば、こうした栄養素が各臓器に十分届けられないため、十二分な働きができなくなるのである。

高めの血圧こそ長寿の秘訣

１９８０年に実施された厚生省「循環器疾患基礎調査」対象者1万人（無作為に抽出された30歳以上の男女）に対して、その後14年間に及ぶ追跡調査が行われた。

14年後、脳卒中や心筋梗塞、骨折その他の理由により、人の助けを借りなければ自分の身の回りのことができない人と、ずっと健康であったか、あるいは病気にかかっても自立できないほどの後遺症が残っていない人について調べられた。

すると、上（収縮期）の血圧が１１９〜１８０ミリHg、下（拡張期）の血圧が69〜１１０ミリHgのいずれの血圧の人も、降圧剤を飲んでいる人の方が、飲んでいない人よりも自立度が低いことがわかった。

また、降圧剤を飲んで、上の血圧が１２０〜１４０ミリHg未満の「正常血圧」を保っていた人は、降圧剤を飲まずに１６０〜１７９ミリHgもある人より、自立度が低かったという結果が出た。

こうした疫学調査や血圧の意義から考えると、頭痛、めまい、吐き気、肩こりといった、いわゆる高血圧の随伴症状がひどくない限り「１６０／１００ミリHgくらいまでは、無理に下げる必要はない」という結論になりそうである。

ただし、高血圧で降圧剤を服用している人が急に服用を中止すると、反動的に血圧が上昇することがあるので、そうした無茶は禁物である。

大阪大学医学部ご出身で、薬の副作用の研究で有名な浜六郎先生が書かれた『高血圧は薬で下げるな！』（角川ワンテーマ21）には、薬のやめ方も含めて、高血圧に関するさまざまな知見が述べられているので、とてもよい参考になるだろう。

そのほか、２００８年に実施された無作為化比較試験（ＪＡＴＯＳ）でも、降圧剤の危険性が明らかにされている。

65～85歳の上（収縮期）の血圧が１６０ミリHgを超える人４４１８人に降圧剤を投与し、

●A群…１４０ミリHg未満に血圧を下げる群（２２１２人）
●B群…１４０～１５０ミリHgに血圧を下げる群（２２０６人）

という二つのグループに、無作為に分けて、２年間の経過観察をした。その結果、図表12のようなデータが得られた。

「血圧」の意義を考えると、これも当然の帰結である。降圧剤は全身の細胞に栄養を送ろうとする力（血圧）を無理に抑えようというのだから。

また、茨城県の調査でも興味深い結果が出ている。「１６０／95ミリHg以上の高血圧でありながら降圧剤を飲んでいない人は、降圧剤を服用して１４０／90ミリHg未満の正常血圧に

図表12　降圧剤の危険性

	脳梗塞の発症	脳梗塞による死亡	総死亡数
A群	36人	2人	33人
B群	30人	0人	24人

※（総死亡数）＝（すべての原因による死亡数）

・A群…140mmHg未満に血圧を下げる（2212人）
・B群…140～150mmHgに血圧を下げる（2206人）
資料　JATOS

図表13　高血圧者の割合

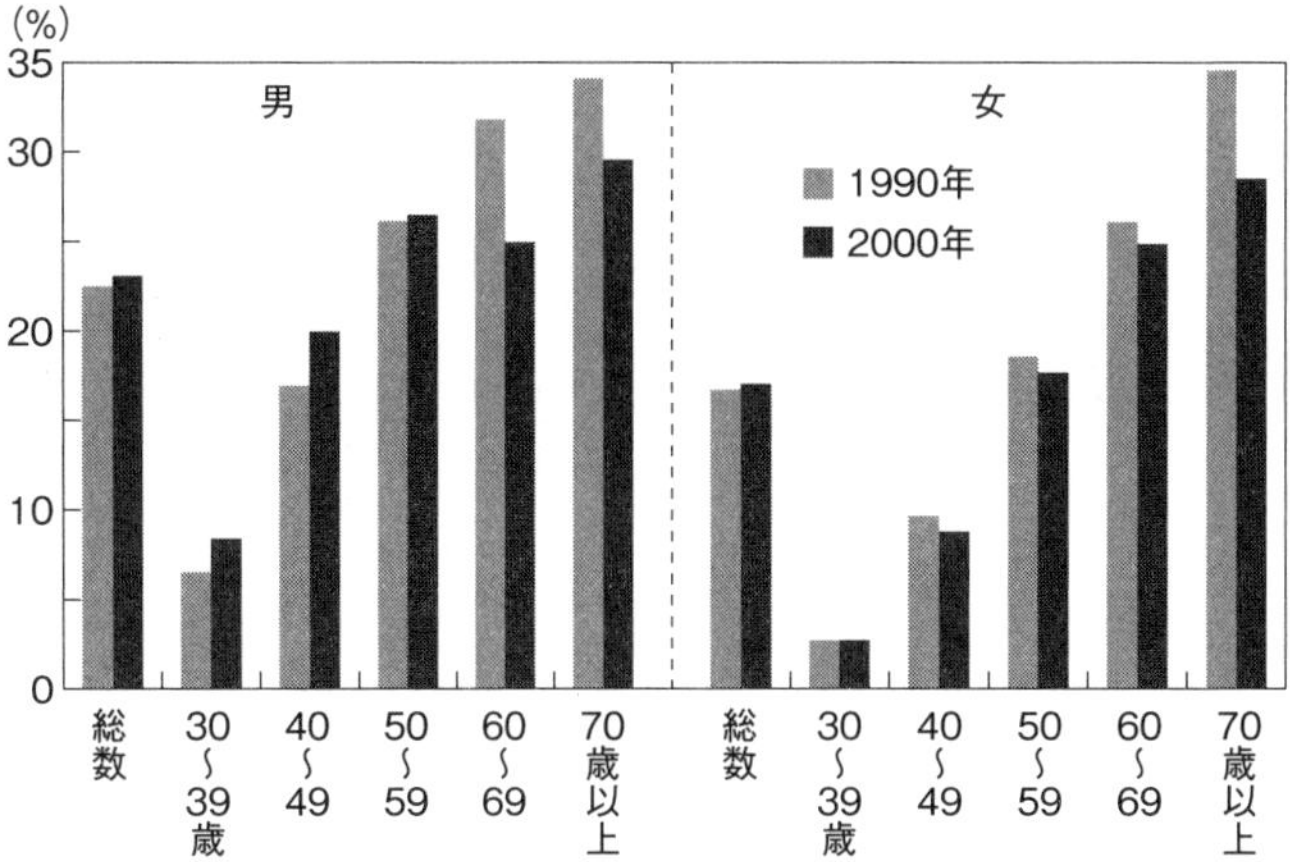

資料　厚生労働省「第5次循環器疾患基礎調査」
注　　比較にあたっては、1990年の調査で参考とした、1962年にWHOが設定した高血圧の分類（1999年改訂）である「最高血圧160mmHg以上または最低血圧95mmHg以上」に基づいて行った。

コントロールしている人より、あらゆる病気で死亡する全死亡率も、ガン死亡率も低かった」というのである。

続いて、図表13から見てとれるように、高血圧の人は年齢とともに増加している。

それは、年齢とともに血管が動脈硬化を起こして細くなり、血流が悪くなるので、血流が悪い分、心臓が力を入れて全身に血液を送り出そうとしている結果である。

そう考えると、高齢者の高血圧に対して降圧剤を使って若者と同じように１４０／90ミリHg未満に抑える必要が本当にあるのだろうか、という疑問も湧いてくる。

高齢者の高血圧は、年齢とともにシワが増え、老眼にもなり、白髪やハゲ頭にもなってくるのと同じ、老化現象とも言える。しかも、必要性のある血圧の上昇を無理に「正常値」にしようとするところに、西洋医学の盲点が存在するのではないだろうか。

その証拠に、無理に血圧を下げたグループの方が死亡率が高くなったり、ガンにかかりやすくなったり、自立度が低くなったり……という、西洋医学が予期せぬ事態が起こるのである。

しかしながら、今の日本の現実は、そんな高血圧の治療に対して、毎年約1兆９０００億円もの大金を費やしているのだ。

「高コレステロール＝悪」は誤り

さて、ここで私が経営するジュース断食の保養所によくお見えになっていたベアトリスさんの話をしよう。

彼女はイタリアの貴族の出身で、日本滞在中は東京の某一流ホテルの一泊数十万円というスイートルームに宿泊し、毎日朝からシャンパン1本、赤ワイン1本を愛飲されていた。

そんなベアトリスさんのコレステロール値は350mg／dl〔ミリグラム／デシリットル〕（正常値130～219mg／dl）と、一般の医学常識からすると驚くほど高値であったが、薬などは一切服用せず、それでもとてもお元気だった。

83歳のときにヨーロッパで事故のため亡くなられたが、生涯通じてすこぶる健康であった。

一方、私のクリニックの税理を担当していただいていた税理士のI先生は、いわゆる健康おたくであった。

毎日人参リンゴジュースを愛飲され、生姜紅茶も1日2～3杯は飲まれていた。食生活にも十分気をつけて、運動も定期的に行い、また、私の保養所にも年1回はジュース断食に来られていた。5～6年に一度の税務調査で税務署の署員が来られる時も、人参リンゴジュースや生姜紅茶の効能を熱心に説かれるため、税務署の方が閉口しておられた様子が今でもくっきりと脳裏に浮かぶ。

そんなI先生の訃報《ふほう》がファクスで届いたのが2010年の正月の初めのことであった。年末に風邪を引かれ、息苦しさを訴えられていたが、その数日後に急逝《きゅうせい》されたというのである。解剖しても「ウイルス性心筋炎かも」という程度で、確診ができなかったという。

これまで、年に2〜3回はI先生の血液検査をして、ほとんど何も異常がなかったが、一つだけ毎回異常値を示していたのは、コレステロール値が100mg／dlくらいと、極端な低コレステロール値であった点だ。

コレステロールは肝臓で合成されるので、肝炎、肝硬変、肝臓ガンといった病気により、肝機能低下のある人は低コレステロールになる。

I先生の血液検査の数値では、西洋医学的な診断基準では「肝機能は正常だ」とされるが、じつは肝機能が低下していたのかもしれない。

「肝腎要《かんじんかなめ》」という言葉があるほか、米国の哲学者ウィリアム・ジェームズは

Is life worth living?（人生に生きる価値はあるのか?）

It all depends on liver.（それは liver 次第だ）

という名言を残している。「liver」は「生きる人＝その人自身」という意味と「肝臓」と

いう意味の掛詞《かけことば》である。

低コレステロール値の人は「体力がない」という知見を19世紀の西洋の文化人でさえも持っていたわけだ。

1980年の厚生省「循環器疾患基礎調査」対象者1万人に対するその後14年間の追跡調査によれば、「240〜259㎎／dl」が「健康長寿」に最適なコレステロール値であることが判明している。

また、大阪府八尾市の住民1万人を11年間追跡調査をして、1997年に明らかにされた結果は「240〜279㎎／dl」が、やはり最も健康で長生きするコレステロール値であることを示していた。

さらに、1993年には茨城県で40〜79歳の男女10万人を対象に、5年間追跡調査をしたところ「コレステロール値が低いほど、全死亡率、とくにガンの死亡率が高かった」「240㎎／dl以上の人の全死亡率が一番低かった」という結果が明らかにされた。

コレステロール値と死亡率の関係については、こんな調査もある。

1986〜89年に、福井市で健康診断を受けた約3万7000人を5年間追跡調査した結果が図表14である。

図表を一見すれば、コレステロール値が低いほど死亡率が高く、コレステロール値が高く

図表14　コレステロールと死亡率

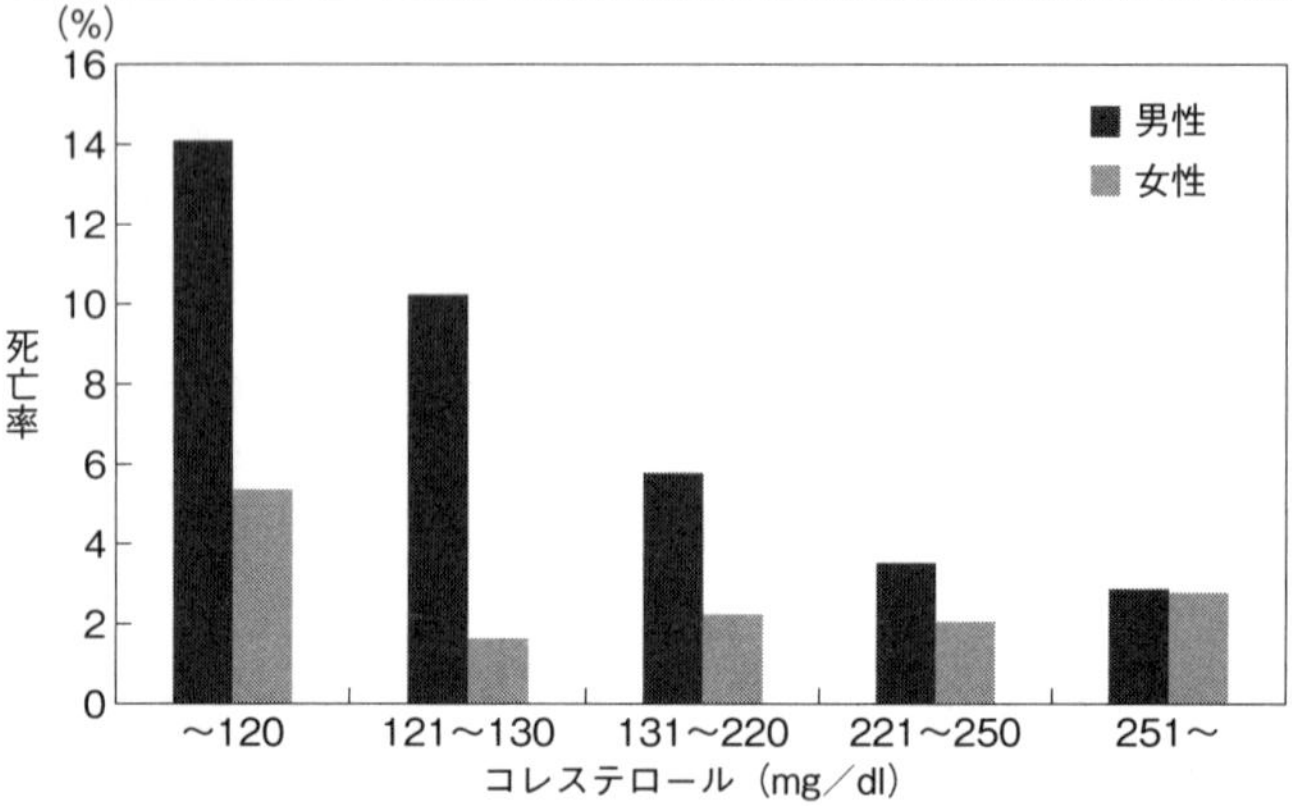

資料　福井市・追跡調査より。

なるほど死亡率が低下していることが明らかである。

そもそも、コレステロールは私たち人間の体を構成する60兆個もの細胞の膜の成分であり、胆汁や性ホルモン、また、ストレスに耐える副腎皮質ホルモンの原料にもなっている。

こうした点を踏まえると「コレステロールを無理に薬で下げたら、ストレスに弱くなり、免疫力も下がり、さまざまな病気にかかりやすくなる」と指摘する医師が存在するのは当然と言えば当然である。

そうした立場をとる医師の平均的な意見は「コレステロール値＝２６０〜２８０ｍｇ／ｄｌ」は心配ないというものだ。

高コレステロール血症に対しては、「スタチン剤」が毎年およそ４００万人に処方され、年間の売上高が約3000億円に達している。

しかし、スタチン剤の副作用として、肝機能障害、血小板減少（出血）、横紋筋融解症（筋肉が溶ける、あるいはその前に、筋肉痛や筋肉に力が入らないといった症状が出る）などが指摘されている。

現状の医療の世界では、一般的に高コレステロール血症だと診断されるとしても、実は、その人にとって必要なこととして、体がコレステロール値を上昇させている側面があるのではないか。

とすると、やはり血圧と同様、薬で無理やり正常値に下げたからといって、健康につながるというものではなさそうである。

血糖値コントロールが死を招く

空腹時の血糖は110㎎／dl未満、そして1～2ヵ月の血糖の平均を表すヘモグロビンA1cは3・5～5・8％というのが正常値である。

2007年の厚生労働省「国民健康・栄養調査」では、糖尿病が強く疑われる人（ヘモグロビンA1c＝6・1％以上、または「糖尿病の治療を受けている」と答えた人）が約890万人、糖尿病の可能性が否定できない人（ヘモグロビンA1c＝5・6％以上、6・1％

未満）が、約1320万人で、合わせて2210万人と推定された。

糖尿病は、明らかに運動不足や食べ過ぎが原因の病気である。昭和20年代は、空腹の時代でもあったせいで、日本には糖尿病の人は数百人しかいなかったとも言われている。

一方、現在人工透析を受けている人の約半数が、また、失明している人の同じく約半数が、糖尿病に原因があるとされている。そのほか血糖が高いと心筋梗塞や脳卒中も発症しやすくなる。

こうした事情から、糖尿病と診断されると、すぐに血糖降下剤やインスリン注射による治療が施されるケースが多い。

しかしつい最近、世界的に権威のある英国の医学誌『ランセット』に「ヘモグロビンA1c＝6・5％未満まで下げると死亡率が上がる」と結論づける論文が掲載された。その概略は以下のとおりである。

英国のカーディフ大学で、約5万人の糖尿病患者を調査した結果、「死亡率が下がるのはヘモグロビンA1c＝7・1％までで、それ以下になると再び死亡率が上昇する」「インスリン注射を主体にヘモグロビンA1c＝6・1％未満になるようにコントロールを行った患者群の方が、ヘモグロビンA1c＝7・0〜7・9％という一見コントロール不良の患者群より、死亡率が22％も高い」という結果が得られたという。

図表15　性別にみた糖尿病の状況（2007年）

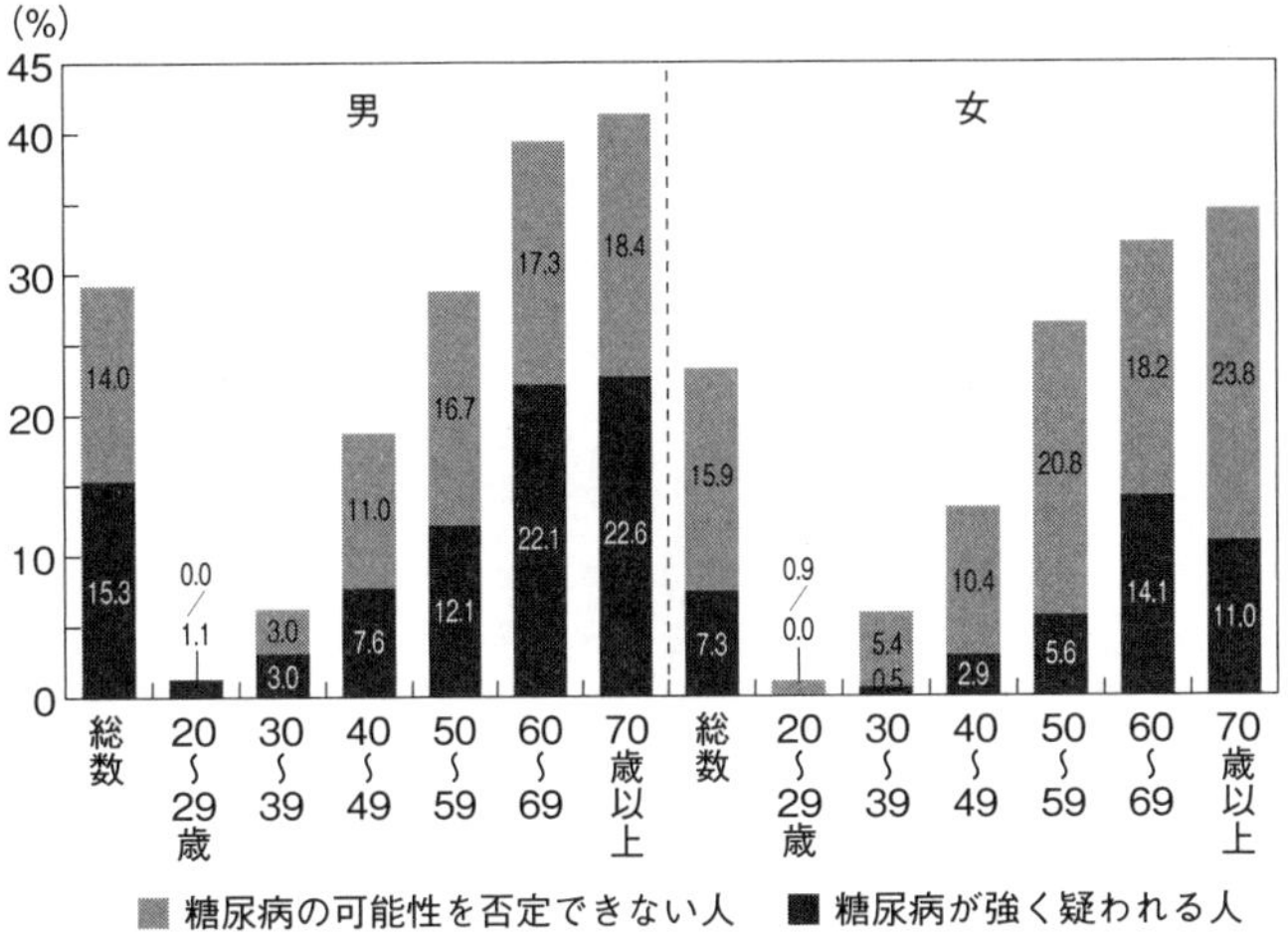

資料　厚生労働省「国民健康・栄養調査」

対象患者数が5万人であるから、この結果の信憑性《しんぴょうせい》は高いと言えるだろう。

では、なぜこうした結果が出たのか推測してみよう。

まず、インスリン注射などにより厳格に血糖をコントロールすると、低血糖を頻繁に起こしやすくなる。そして、そのたびに心臓の筋肉や動脈にダメージを与えるため、心筋梗塞や脳卒中といった血管病を誘発しやすくなると考えられる。

論文によれば、ヘモグロビンA1c＝6・6〜7・1％程度が最も推奨されるべき血糖コントロール値であるという。

図表15のとおり、糖尿病も男女問わず、年齢とともに増加している。つまり、シワや白髪と同じように、老化する

と血糖が上昇するということである。そんな自然の摂理にもかかわらず、血糖値を若者と同じ程度にコントロールしようとすると、かえって死亡率が上昇するということだろう。

糖尿病治療の医療費は、年間1兆1854億円（2009年度）もかかっている。しかしながら、以上の話を踏まえれば、このうちの何割かは無駄、あるいは逆効果ですらあることを意味している。

健康診断があてにならない証拠

血液中の有形成分として一番多いのは赤血球である。赤血球は、肺の中に入ってきた酸素をキャッチして、全身の60兆個に及ぶ細胞まで運ぶ働きをする。

血液1立方ミリメートルという、注射針の先からほんの1滴落とした程度の血液の中に、400万～500万個もの赤血球が存在する。

一方、この数値が成人男子なら400万個未満、成人女子なら350万個未満になると一般に「貧血」と言われることになる。

成人になってからの貧血は、潰瘍からの出血、子宮筋腫による生理過多、ガン性貧血などが挙げられるが、そうした原因がなくても、高齢者は誰しも貧血傾向が見られる。

なぜなら、年齢とともに動脈硬化が進み血管が細くなる一方で、正常数の赤血球が存在した場合、赤血球を主成分として作られる血栓によって詰まりやすくなってしまうからである。

にもかかわらず、高齢者の貧血に対して、造血成分である鉄剤を処方する医師が少なくない。

こうした治療のあり方も、老人の生理を全く考慮に入れず、老若男女すべてに対して一律に、青壮年の正常値で判断しようとする西洋医学の欠点である。

そのほかにも似たような事例は事欠かない。たとえば、腎機能の指標となる血液中の老廃物＝クレアチニンの値の正常値が、ほんの5年くらい前まで「1・5㎎／dl未満」であったのに、その後突然「1・0㎎／dl未満」に変更された。

私が医師になった40年近く前は、65歳以上の高齢者のクレアチニン値は1・7㎎／dl前後が普通だと考えられていた。しかし今では、たとえ高齢者でも、クレアチニン値が1・3㎎／dlだと、「近いうちに透析が必要になる可能性がある」などと医師から「脅される」ことが少なくない。

その結果、タンパク質や野菜や果物などカリウムを多く含む食べ物の摂取制限を強要されたり、「腎臓病の薬は存在しない」と西洋医学では言われているのにもかかわらず、腎臓の血流をよくするために血管拡張剤などが処方されたりというおかしなことになる。

こうした検査値の異常は、会社や市町村に義務づけられている「健康診断」や自らがすすんで受ける人間ドックで指摘され、それを受けて治療が始められるというケースが一般的だ。

体調が悪いために医療機関を受診して病気が発見され、治療が開始されるという症例のほうが圧倒的に少ない。

毎年数百万人が受けるとされる人間ドックにおいて、「異常なし」の人が10％未満というのだから、日本人の健康がよほど劣化しているのか、あるいは検査値の正常範囲が狭すぎるために、従来は正常（健康）と診断されていた人までも異常（病気）にされてしまうのか、どちらかだろう。いや、「どちらも」に違いない。

「早期発見」で死に急ぐ人たち

欧米諸国には、健康診断や人間ドックそのもののシステムがない。健康は自己管理すべきとの考えなのか、欧米人はとにかく、症状が発現するまでは、病院を受診しないという。

こうした健康観の違いにもかかわらず、日本人の平均寿命と欧米人の平均寿命は、図表16に示されているように、ほとんど違いはない。

とすると、健康診断や人間ドックが本当に病気の予防や健康長寿に役立っているのだろう

図表16　平均寿命の国際比較

国名	男	女	作成期間（年）
日本	**79.44**	**85.90**	2011
アイスランド	79.9	83.6	2011
スウェーデン	79.81	83.70	2011
スイス	80.2	84.6	2010
英国	78.20	82.27	2008-2010
フランス	78.2	84.8	2011
ドイツ	77.51	82.59	2008-2010
米国	76.2	81.1	2010

資料　当該政府からの資料によるもの。

かという素朴な疑問も湧いてくる。

新潟大学医学部の岡田正彦教授の著作に『検診で寿命は延びない』（PHP新書）という著書があるが、さまざまな調査を目《ま》の当たりにすると、その内容もがぜん真実味が出てくる。

たとえば、健康増進法に基づく事業として市町村において実施されている「ガン検診」は毎年3000万人近くの人が受診している。しかし、1998年に厚生省から発表された「がん検診の有効性評価に関する研究班」（総括委員長・久道《ひさみち》茂《しげる》東北大学医学部長）がまとめた「がん検診の有効性」に関する報告書は、従来「ガンの早期発見・早期治療」を唱え続けてきた医学界の常識を根本から覆《くつがえ》すものだった。

「肺ガン、乳ガン、胃ガン、大腸ガン、子宮体ガン、子宮頸ガン」の6つのガンについて、膨大な文献から「ガン検診を受けた受診者と非受診者の死亡率の差」を統計的に処理してみたところ、「胃ガン、大腸ガン、子宮頸ガン」は受診者と非受診者の死亡率に有意な差が認められ、ガン検診が有効と結論された。

しかし、肺ガンの胸部X線検査、乳ガンの触診、子宮体ガンの細胞診では、受診者と非受診者の死亡率に有意な差はなく、「ガン検診の意味がない」ことが示されたのである。

また米国では、超有名病院として知られるメイヨークリニックで、ヘビースモーカー9211人を2つの群に分けて、A群は検診（肺のX線検査と痰の細胞診）を4ヵ月ごとに繰り返し、B群は全く何もしないで症状が出たら検査を受けるという実験が行われた。

その結果、A群より206人、B群より160人の肺ガン患者が見つかったが、A群は4618人中122人が死亡、B群は4593人中115人が死亡という予想外の結果が得られたという。

加えて、検診で浴びる放射線によって発ガンが促されるというさらにショッキングな調査もある。

英国のオックスフォード大学の研究チームは、英国、米国、日本など15ヵ国について、X線やCTなどの放射線検査の頻度や被曝量と発ガン率の関係に、年齢や性別などのデータを加味し、放射線診断が原因でガンになる危険度を推定した。

その結果は実に衝撃的である。日本は年間の放射線診断回数が15ヵ国中最多で、1000人あたりの回数が1477回、この数字は15ヵ国平均の1・8倍にもなるという。

さらに、放射線検査によるガン発生率も、ガン全体の3・2%（約1万人余）を占め、クロアチアの1・8%、米国の0・9%、英国とポーランドの0・6%に比べて格段に高かった。

米国のコロンビア大学のデビッド・ブレナー博士も、

「ガンや心臓病の早期発見ができるとしてすすめられている全身CTスキャンの放射線は、標準X線検査の500倍もある。これは広島や長崎に投下された原爆の爆心地から2マイル（約3・2キロ）の地点で被爆した生存者の被曝量に匹敵するもので、1回の全身CTスキャンでガンにかかる人は1200人に1人にも及ぶ。また、毎年この検査を受けるとリスクが蓄積し、30年間行った場合、50人に1人が発ガンする」

という日本人への警鐘とも受け取れる調査結果を発表している。

こうした諸事実に鑑みると、私たちは一体何を信じて生きていけばよいかわからなくなってくるが、要は、あまり検査の結果に一喜一憂しないことである。そして、地球上に最初に出現した単細胞生物から一度も途切れることなく連綿と続いている生命の連鎖の最先端に立つ生物として、その本能が発する声に忠実に生きていくことこそ最も大切なのではないか。

次に挙げる「フィンランド症候群」と呼ばれる調査結果がそれを如実に示唆している。

フィンランドで、「健康診断をこまめに受け、医師の健康指導に従って真面目に実行したグループ」と「健康診断も受けず、好き勝手に気ままな生活をしているグループ」を15年間にわたって追跡調査したところ、後者のほうが疾病率も低く、自殺する人も少なかったという。

免疫を司る白血球のうち、とくに重要なのが、ガン細胞やウイルスをやっつけるNK細胞とされている。このNK細胞を弱らせる一番の要因は真面目な性格や生活からくる「ストレス」であるという。

そうであれば、やはりあまりまじめすぎない「いい加減」な生活をするほうが、健康や長寿にはよいようである。

こうして見てきたように、健康診断において定義されている「正常値」が、決して絶対的なものさしではないこと、さらに健康診断自体の意義に対する疑問点を踏まえ、私は以下のように提言をしたい。

提言①：検査の「正常値」に余裕を持たせよ！

「正常値」のゾーンを狭く設定しすぎない、そして「正常値」を杓子定規《しゃくしじょうぎ》に解釈してはっきり白黒をつけ過ぎない――このように健診のあり方が変われば、実は「病気」でない人に対して「病人」というレッテルを貼る愚を犯したり、無駄な医療費を費やすことも防ぐことができる。

「治療しない」が最善の選択

私のクリニックに20年間にわたり、年に数回来院されていたＨ氏（67歳）のケースを考えてみたい。彼の病名は「特発性血小板減少性紫斑病」であった。これは血液凝固や止血をする血小板（正常値13万〜35万／立方ミリメートル）が減少する病気で、当然ながら血小板が少ないと、出血しやすくなる。

Ｈ氏は20年前から血小板数が1万〜2万と少なかったが、とくに生活に支障があるほどの出血（鼻血、下血）もなく、年に数回採血をして「経過観察」をしていた。

しかし、65歳で転機を迎えた。会社を退職し、「自由時間もできたし、血液内科のある某大学病院で受診したいので、紹介状を書いてください」と依頼してきた。そこで私は、これまで20年間の血液検査の結果を添えて、紹介状を書いた。

Ｈ氏は、大学病院で受診すると即入院となり、大量のステロイド療法が行われた。すると、血小板数は20万／立方ミリメートルくらいまで増えたが、ステロイドの量を減らし、維持量の5ミリグラム／日になると、また血小板が2万～3万／立方ミリメートルに減少する。それで再びステロイド大量療法が行われるという状況を繰り返した。

そして約半年後、血圧の上昇、血糖の上昇（糖尿病）、胃潰瘍の発生といったステロイド剤の副作用による症状が次々と発現した。その結果、降圧剤2種、血糖降下剤3種、加えてインスリンの注射、抗潰瘍薬や胃薬の服用、さらにステロイド剤による骨粗鬆症《こつそしょうしょう》の予防のためにと骨を強くする薬2種の服用を余儀なくされた。

その後、当方のクリニックを受診されたが、ステロイド剤の副作用によるムーンフェイス（満月様顔貌）で顔がまん丸になり、以前の端整な顔立ちの面影は全くなくなっていた。そして本人に話を聞いてみると、不眠やうつ傾向（両方ともステロイド剤の副作用）にも悩んでいるというのだ。

そして、「大学病院で検査や治療を受けず、あのまま経過観察を続けていればよかった」と涙声で訴えられた。

また、19歳の頃にリウマチを患い、ステロイド剤や免疫抑制剤で治療を続けていた女性が、薬の副作用により、高血圧、糖尿病、胃潰瘍、骨粗鬆症を患い、糖尿病性腎症になり、24歳で透析を始めたという症例もある。

漢方では、リウマチは「冷え」と「水毒（体内の水分過剰）」により現れる病気と考えられている。従ってリウマチには、体を温め、利尿作用も強力な「桂枝加苓朮附湯《けいしかりょうじゅつぶとう》」などの漢方薬が処方される。

仮に、この女性にこうした漢方薬を処方し、軽い筋肉運動や入浴、温泉、サウナなどで体を温め、陽性食物（123ページ図表18）を徹底的に食べさせたらどうだっただろうか。

おそらくリウマチによる痛みに対しては、ステロイド剤や免疫抑制剤を服用した時ほどの効果は望めなかっただろうが、少なくとも、高血圧、糖尿病、胃潰瘍、骨粗鬆症、腎臓病を患うことなどなかったはずである。

また、治療をほとんどしないで、痛みのある時だけ痛み止めを処方するといった「非積極的な治療」だけにとどめておけば、こんなにたくさんの病気を患うこともなかっただろう。

いずれの症例も、病気に対して積極的、攻撃的治療を施すよりも、「経過観察」をしていた方が、新たな病気を患うこともなく、医療費も浪費しなくて済んではるかによかったであろうということを、雄弁に物語っている。

ガン三大療法に潜む落とし穴

1975年の医師数は、ガン死者数とほぼ同数の約13万人。そして、2011年の医師数は約30万人と倍以上に増加し、この間、ガンに関する研究や治療法は格段に進歩したとされている。しかしながら皮肉なことに、ガンによる死者数は35万7000人と3倍近くに増加した。

「高齢者の数が増えたから」と西洋医学では弁解するかもしれない。しかし、高齢者の数が3倍近くまで増えているはずはないのだから、その指摘は正しくない。

それに、ガンで亡くなる人はどんどん若年化していて、20歳代での乳ガンや卵巣ガンによる死亡や、30歳代前半での大腸ガンや肺ガンによる死亡も、決して稀《まれ》ではなくなってきている。

西洋医学のガンに対する三大療法である手術、放射線、化学（抗ガン剤）療法だけで完全に治って元気にされている方もなかにはいらっしゃる。しかし、むしろそれは例外的で、先に述べたとおり、ガンによる死者数の激増という事実を目の当たりにすると、西洋医学におけるガンの治療法が正鵠を射ていないのではないかという疑念を持つ人も少なくないだろう。

この点において、1996年に『患者よ、がんと闘うな』（文藝春秋）という本を出版し（50万部のベストセラーになった）、2012年には『がん放置療法のすすめ』（文春新書）を上梓された慶應義塾大学医学部放射線科講師の近藤誠先生の主張は、終始一貫している。

すなわち、ガンに対しては西洋医学的な攻撃的治療を加えず、放置することこそ、一番の延命につながるというのである。

たとえば、食道や胃腸にできたガン腫が、食物や糞便の通過障害を起こしたり、気管や気管支にできた肺ガンが、気道を圧迫して空気の取り込み（呼吸）の障害を招いた場合には、その部分を切除し、食物や糞便、あるいは空気の通りを改善するといった手術には意義があると思われる。

しかし、47ページから述べた血液生理学者の森下敬一博士の考えのように、「ガンは血液の汚れの浄化装置」という見地からすると、確かにガン腫を手術で切除したり、放射線で焼いたり、抗ガン剤で抹殺しても無意味である。それどころか、生命にとっては大いにマイナスということになる。

手術によって人体は甚大な負担を受けるし、かつて原爆が長崎や広島に投下されて、建物や人命を徹底的に壊滅させたことを思い返せば、放射線の恐しさは誰しも理解できるはずである。

また、最初に開発された抗ガン剤のナイトロジェンマスタードは、第一次世界大戦でドイツ軍が敵兵を殺戮《さつりく》するために使った毒ガス兵器であることを考えれば、抗ガン剤はガン細胞のみならず、人体の数え切れないさまざまな細胞に、致命的な損傷を与えることは火を見るより明らかである。

従って、常識的に考えれば、近藤誠先生が「抗ガン剤治療は縮命効果以外の何ものでもない」と喝破されているその主張には、一理も二理もある。何せ、抗ガン剤は生命を守る免疫力の主役である白血球に激甚《げきじん》なるダメージを与え、その数を激減させ、免疫力を著しく低下させるからである。

西洋医学では、ガン（細胞）は正常細胞に何らかの刺激が加わって遺伝子が変異し、細胞が幼若化（先祖返り）することにより発生するとされている。

では、細胞の「幼若化」とはどういう現象なのだろうか。そのことを理解するために、細胞の成長について簡単に説明しよう。

そもそも人体を構成する60兆個の細胞は、白血球、赤血球、血小板などの血液の細胞、胃や肝臓の細胞といったように、それぞれ特有の働きをする「成熟細胞」になるまで、幼若細胞から段階的に成長していく。

白血球の一種である好中球を例にとると、骨髄の中で骨髄芽球《がきゅう》↓前骨髄球↓骨髄球↓後骨髄球と成長して血液中に放出され、それからさらに、老廃物や病原菌を貪食《どんしょく》、殺菌する能力のある桿状《かんじょう》核球↓分葉核球となって、血液中を遊走して、本来の任務を遂行している。

白血病という病気は、骨髄芽球という幼若球が骨髄中に大量に誕生し、白血球特有の貪

図表17　白血球（好中球）の成長段階

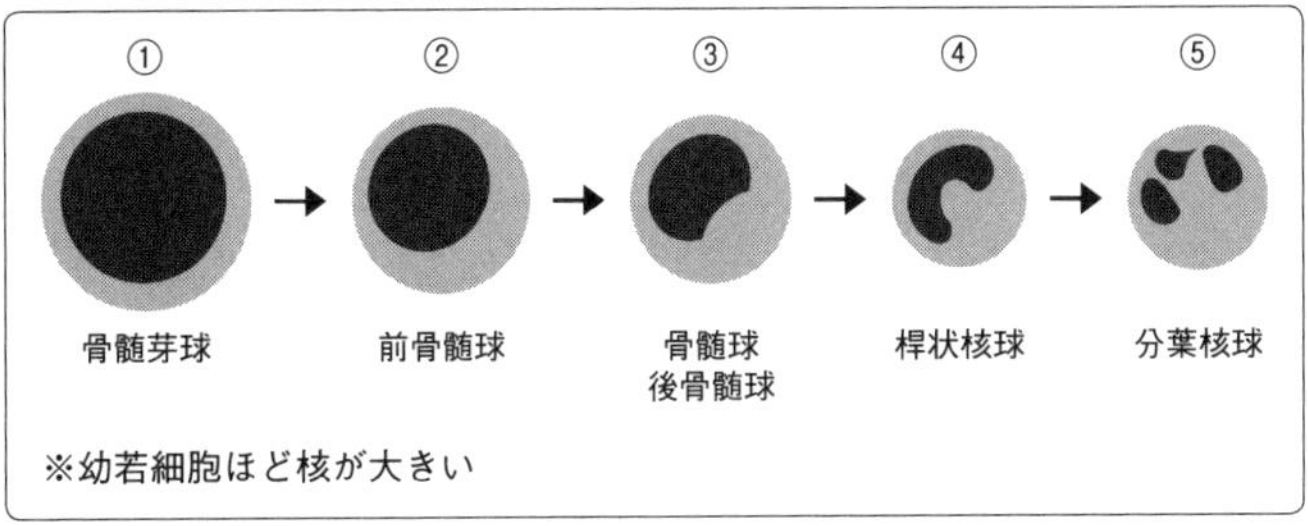

食、殺菌などの働きをする成熟球（桿状核球、分葉核球）まで成長しない病態で、これを「細胞の幼若化（先祖返り）」＝「ガン化」というのである。

そのほかのガンについても同様で、たとえば胃ガンや肺ガンといったガンも、胃の細胞や肺の細胞が幼若化している病態だ。

つまり、ガン細胞とは図表17の①②の細胞のように、核が大きい幼若化した細胞で、採取してきた臓器の腫瘍部分の細胞の形が①②であればガンと診断される。

もともと生命体は30億年前に海水中に誕生したアメーバ様の単細胞生物が、長い年月の間に分化、分裂、増殖をして多細胞になり、さらに魚類→両生類→爬《は》虫《ちゅう》類→哺乳類とだんだん進化していき、その頂点の一つとして今日の私たち人間がいる。

そして、私たち人間を含めて生命体の祖先にあたるアメーバ様の単細胞生物が、そのまま原形をとどめ、血液という海水の中を泳ぎ回っているのが白血球（マクロファージ）であると考えられている。

世界的な免疫学者として知られる医学博士、安保《あぼ》徹《とおる》先生と対談した折、私にとっては衝撃的な学説をご教示いただいた。

それは、「生命体が存亡の危機に陥った時、すべての細胞はマクロファージに先祖返りをして、生命を終えようとする」という御高説である。

つまり、人体が危急・存亡の状態、すなわち、東洋医学的に考えると、血液の汚れが最悪の状態になった時にマクロファージに先祖返りしようとする。こうして生命体の原点に立ち戻って、幼若な新しい細胞を作り、何とか出直そうとしている姿こそ、ガン細胞なのではないだろうか。ガン（cancer）は、腫瘍・別名 neoplasm（新生物）の一形態であることを鑑みれば、「ガン細胞＝先祖返り」説にも合点がゆく。

ガンは体の浄化反応

こうした立場に立てば、森下敬一博士が主張されているように、血液の汚れの最終浄化装置と考えられるガン腫を切除したり抹殺したりしても、埒《らち》が明かないわけである。なぜなら、血液を浄化しない限り、再びガン腫を作ろうとする（再発、転移する）のが、生命体の当然の理であるからだ。

残念ながら、西洋医学はガンという「結果」を消滅させる「治療」をしているだけで、ガンの原因に関しては、ほとんど想像力を持たないし、興味も示していない。

そんなある日のこと、当方の患者さんより電話があった。その内容は、「自分の友人の奥さんが、7年前に余命3ヵ月の乳ガンと宣告されたが、その後病院にはかからず、玄米や自然食といった自然療法を徹底的に行ったところ、とても元気に過ごすことができた。今も何の自覚症状もなく元気だが、ただ腹水が溜まってきたので、診察をお願いできないか」というものであった。

また、70歳代の茨城県在住の女性が話してくれたエピソードも紹介しよう。

「13年前に乳ガンと診断され、近くの病院に入院し、抗ガン剤や放射線で治療を受けたが、嘔吐や下痢、激しい倦怠感に襲われたので、強引に退院してきた。それ以来病院には一切かからず玄米食や人参ジュースなどによる自然療法を自宅でやってきたが、右乳房の腫瘍が若干大きくかたくなった以外はつつがなく過ごしていた。しかし、先月右乳房から大出血を起こしてしまった。このまま死んだら不審死ということになり、夫に迷惑がかかると思い救急車を呼び、近くの病院に入院し、治療を行ってもらい止血した。2日間入院をして帰宅したが今は何ともない」

一方、13年前に同じ乳ガンで入院していた同じ病室のほかの3人の女性は、乳房切除、放射線、抗ガン剤の三大療法で、「完治」と主治医より太鼓判を押されたが、5〜6年後に全員再発、転移して死亡していたという。

提言②：「経過観察」「放置＝無治療」も治療法のひとつとせよ！

偶然、同時期に耳にしたこの2名の話は、どちらもガン治療のひとつに、「経過観察」「放置＝無治療」を加えるべきだという私の意見をつよく後押しするものであった。

もちろん、高騰し続ける医療費を抑えるという点においても非常に有用である。

オペレーターと化した医師たち

最近よく耳にする患者さんたちからの不平不満がある。それは「具合が悪くて病院に行ったら、こちらの訴えはほとんど聞かず、すぐにいくつも検査を受けさせられたうえ、その結果説明の時、医師が全然こちらの顔を見ずにいた。その後、画像やコンピューターの画面ばかり見て、一言、二言何か言葉を発したかと思うと、大量の薬を処方されて帰された」といった内容だ。

最近の西洋医学の診断学の発達は、まさしく目を見張るものがあり、さまざまな血液検査に始まり、内視鏡（胃カメラ、大腸カメラ）、エコー（超音波）、CT、MRIなど、二重、三重に、ていねいすぎるほどの検査をして病変を確かめ、「確診」をしようとする傾向がある。

ナポレオンが侍医に「私は何にも言わないから、私の病気をあててみよ」と言ったところ、「それなら獣医に診てもらってください」と侍医が答えたという話がある。

医師が患者に困っている症状について尋ね、それを念頭におきながら、触診、打診、聴診をして、おおよその診断を下し、それでもなお不明な点があれば、血液検査や医療機器で確かめる――それこそが、医師が本来やるべき診断の方法、手順である。

CTやMRIはおろか、エコーなどという便利な医療機器が存在しなかった私たち世代の医学生時代は、問診、触診、打聴診という診断技術が重要視されていたし、それらに関する十分なトレーニングを受けた。

それが今では、なまじ優秀な医療機器が開発されたばかりに、その「診断力」に頼り過ぎ、医師としての勘所《かんどころ》を喪失している医師が多い。その結果、医療機器を不必要に多く使って医療費の増大に拍車をかけている。

この点については、6年間の医学生生活の間に、教授陣が問診、触診、打聴診の大切さと技術を十二分に指導・教授する必要があるだろう。

たとえば、「めまい」と「耳鳴り」「少々の吐き気」を訴えて来院した患者に、西洋医学はすぐにCTやMRIなどの「高価な検査機器」を使って診断する傾向にある。それは万が一でも、脳に病変（脳梗塞や脳出血）が存在しているかもしれないという懸念からである。

しかし「めまい」と「耳鳴り」「吐き気」を伴う症状は、漢方では内耳のリンパ液の過剰からくる平衡感覚の障害（水毒、西洋医学でいうメニエール症候群）が原因であることがほとんどで、水毒を改善する「苓桂朮甘湯《りょうけいじゅつかんとう》」という漢方薬で対処するとよくなる。

確かに、こうした症状を伴う脳卒中（脳梗塞や脳出血）も存在するが、そのほとんどの場合、ほかの脳神経障害の症状である言語障害（ろれつが回らない）や片マヒ（右上肢、左下肢など片側にマヒが発現）などが出る。従って、それがない場合は、脳卒中は除外できるので、診断学の基本を悉知《しっち》している医師なら脳のCTやMRIは撮らず、経過を観察するだろう。

なぜ薬が命と国を脅かすのか

一方、患者さんがよく漏らす不平に「症状を一つ言うたびに薬が一つ増える」というのもある。

生活保護を受けている患者さんに29種類（1日につき）の薬を処方する医師がいるというテレビ番組を見たことがある。これは極端な例だとしても、西洋医学は、「症状」に対して薬を処方するという「対症療法」的な傾向があるのは確かである。このような薬漬け医療は、医療費高騰を招くリスクをつねにはらんでいるのだ。

私は大学時代、ベンチプレスやスクワットという種目でバーベルを持ち上げる、パワーリフティングという競技をやっていたが、これは突き詰めて考えると、いかに少ない体重で、いかに重いバーベルを持ち上げるかという競技である。

翻《ひるがえ》って西洋医学においても、種々雑多な心身の症状の根源的な部分を把握し、いかに少ない投薬で、いかに大きな治療効果を上げるかという課題を探究する必要がある。その点においては、漢方医学に大いに学ぶべきだろう。

漢方医学の場合、患者に対して行う問診や触診（日本の漢方の場合、とくに腹診を重んじる）から、証《しょう》（自・他覚症状から得られた心身の情報）が決まれば、西洋医学的な病名はつかなくても、治療薬が自ずと決まってくる。これを「随証療法」と呼ぶ。

たとえ10や20の症状を患者が訴えても、その原因は1つか2つの病態にあり、処方薬は多くても2種くらいになる。

私は、東京の下町で、主に漢方薬だけを処方する検査器材もほとんどない小さい診療所をやっている。20年以上、健康保険を使わない自由診療でやってきたが、医師たる私の長女、そしてスタッフ3～4人に決して少なくない給料を払いながら、潰れずに続けてこられたことを考えると、漢方薬が十分に効果を発揮し、患者さんたちに満足いただいているものと確信している。

提言③：最小限の検査・投薬で診断・治療できる医師を増やすべし！

最新の医療機器の出現によって、医師が本来持ち合わせているべき「診断力」が奪われることのないように、そして薬の力に頼る「薬漬け医療」に陥らないように、日本の未来を支える若い医師を育てていくことが肝要だ。

医師と患者がよい関係を築くためには、こうした医師が不可欠であり、と同時に、彼らこそが、無駄な医療費の削減を実現するための救世主となるはずである。

医学生の「税金泥棒」の実態

さて、先述した私の長女は、伊豆の田舎の高校から一浪して都内の私立医大に入学し、卒業後、厳しい研修医生活2年を母校で過ごした。その後、私のクリニックで漢方薬処方を中心とした診療を行っている。

正規の入学試験を受けて合格したが、入学金が約1000万円、年間の授業料が約600

万円×6年＝3600万円、些少の寄附金を合わせると卒業するまでに、学費だけでゆうに5000万円が必要だった。これに生活費を加えると7000万円くらいになったかもしれない。

私は国立の長崎大学医学部で1960年代後半〜70年代初めに学んだが、1ヵ月の授業料は1000円、年間で1万2000円、6年間で7万2000円、それに少々の入学金を含めてもトータル10万円以下で卒業したことになる。

国立大と私立大の授業料があまりにも違いすぎるということで、その後、国立大の授業料も値上げされ、今は年間55万円くらいのようだ。これは医学部でも同じだから、私立医大の授業料とは、今でも雲泥《うんでい》の差がある。

ということは、国立大学の医学生の育成費は、国から膨大な金額が支払われていることになる。

ほんの10年くらい前までは、地方の医学部（医大）を卒業した医師は、ほとんどみな、出身大学の医局に留まり研修を受け、そのまま医局員となり、その後も医局の都合と指示で、関連の病院に派遣された。だから、一県一医大が原則の日本では、医師の偏在はあまり問題にならなかった。

しかし、数年前に研修医制度が変わり、地方の医学部出身の医師たちの多くが、東京を中心とする大都会の病院で研修するようになった結果、地方に医師が少なくなり、県立の病院や医療機関では、多額の金を使って医師を引き留める工作をしているありさまだ。

それでもなお、医師の偏在＝地方の医師不足は改善されていない。ここにも医療費高騰の一因があるだろう。

提言④：国公立大出身の医師には、卒業後数年は国公立・僻地《へきち》の病院勤務を義務づけよ！

国公立大出身の医師は、国や自治体が多額のお金を払って育成したのだから、少なくとも数年は、国や県が指定する医師不足の地域や病院で、恩返しのご奉公勤務をするべきである。

各都道府県ごとに定員が決められている自治医大（栃木県）の卒業生は、卒業後9年間、地方に帰り、公立病院や保健所に勤務する。また、学費が無料の防衛医大の学生も卒業後、9年間自衛隊病院に勤務する。

もし、このように義務づけられた勤務をせずに、自分の好きな病院に就職する医師がいれば、規定の高額な育成費を返還する必要がある。

これと同じように、国公立大出身の若い医師には、卒業後数年間、国公立の医療機関への勤務を義務づければよい。

こうした施策をとれば、医師の偏在ひいては医療費の高騰の一因を解消できるに違いない。

第3章　医療から命を守るためにすべき13のこと

①空腹時間を作る

元気で長生きする「秘訣」とは、最低1日1回、できれば2～3回、「お腹が空いた」という時間を作ることである。これは、第1～2章で述べてきた諸事実や研究結果から考えれば自明のことだろう。

「免疫」という言葉は、今や誰もが知るところとなったが、簡単に言えば「疫（＝病気）を免れる力」のことであり、それは血液中や腸の中に存在する白血球の力のことである。

白血球は直径20マイクロメートル（1マイクロメートル＝1000分の1ミリメートル）程度の単細胞生物で、血液1立方ミリメートル中におよそ4000～8000個存在し、体内に侵入してくる病原菌やアレルゲン（アレルギーの原因物質）、体内で発生する老廃物やガン細胞などを貪食処理することによって病気の発生を防いでくれる。

空腹時は、血液中の糖質、脂肪、タンパク質といった栄養素も不足傾向になり、それらを栄養源にしている白血球もまた空腹状態にある。

そういう状況下では、外来の病原菌、アレルゲン、体内の老廃物、ガン細胞を、白血球が存分に貪食する。つまり、私たちは空腹を感じている時に免疫力が旺盛になるのである。

要は、1日のうち「空腹」の時間をできるだけ長く作ることこそが、免疫力を上げ、健康長寿を手に入れる重要なポイントとなる。

毎日、十分な肉体労働と筋肉運動をする人が、「よくかむ」こと、「腹八分以下」を条件に、１日３食食べて健康であれば、何も問題はないし、私がとやかく言う筋合いもない。

しかし、日本人も含め、現代人は、その労働量や運動量に比べて、明らかに「食べ過ぎ」ている。

一般の日本人の労働量や運動量からすれば、３食は多すぎる。そこで、仮に１食やめて、１日２食以下にすれば、「腹十二分」－「腹四分（１食分）」＝腹八分になる。つまり「腹十二分に医者足らず」の状態から、たちまち「腹八分に病なし」の健康状態になれるのである。

１食抜くには、各人の１日のスケジュール、または生活習慣や体調を考えて、朝、昼、夕の食事のどこでもよい。

たとえば私の友人の整形外科医は、痛風と高脂血症で悩んでいたので、１食抜きを決意した。しかし昼休み時間は一応あるものの、午前中の患者の診察が昼休み時間に食い込み、午後の患者が昼休み時間の終わりの頃にはやってくるので、結局ゆっくりとした昼食時間がとれない。

そこで朝食と夕食は普通に食べ、昼の空いた10分足らずの時間に人参リンゴジュース２杯と生姜紅茶を1杯飲むようにしたところ、3ヵ月で5キロも減量し、中性脂肪や尿酸の値も低下したと喜んでいた。

また、私の患者さんで、夜スナックを経営している女性は、夕食を食べると、だるくて眠くなって夜の仕事ができないので、朝食と昼食は普通に食べ、夕方の出勤前に人参リンゴジュース2杯と生姜紅茶1杯を飲むようにしたら、すこぶる活力が出てきて、仕事で深夜0時を過ぎるまで働いても疲れなくなったと喜んで話してくれた。

このように、各人の生活スタイルによって、1日のうちどの食事を抜くかは、各人で決めればよい。しかし、一般的には「朝食抜き」が一番やりやすいし、理にもかなっている。

日の入りとともに就寝し、日の出とともに起床して、「朝メシ前」の一仕事（筋肉労働）をした後に食べる昔の人の「朝食」は意味があったろう。

しかし、サラリーマンやOLの方々、自営業の人々は、夜遅くまで仕事をし、それからアルコールを飲み、夕食を食べる人が少なくない。

また、宴会の後は、夜食のラーメンを食べて帰る人もいる。

その後、深夜に就寝して、5〜6時間の睡眠の後、早朝に起床して「一日3食食べないと健康に悪い」「とくに朝食は大切だ」などという一般論に呪縛《じゅばく》され、食べたくもない朝食を無理して食べている人々が少なくない。

その結果、「高」脂血症、「高」血糖、「高」血圧、「高」体重＝肥満という、「高」のつく「食べ過ぎ病」＝「メタボ」が日本にあふれているのだから、全くもって笑止千万である。

そもそも朝は、吐く息が臭い、目ヤニや鼻クソが溜まっている、尿の色が濃いなど、排泄が旺盛な時間帯である。なぜなら、夜間眠っている時は、誰しも断食（fast）しているからだ。

つまり、体内や血液内の老廃物、あるいは有害物を排泄して、血液をキレイにして病気を防ごう、としている時間帯が朝なのである。その状態で朝食を食べると、「吸収は排泄を阻害する」という生理が働いて、排泄が止まり、せっかくの体内・血液の浄化反応がストップし、血液が汚れ、万病の元を作ることになる。

②朝食は生姜紅茶を飲む

人間の60兆個の細胞の活動源は糖分である。とすると、胃腸に負担をかけず、つまり、排泄の邪魔をしないで糖分を補える食事こそ、理想的な「朝食」である。

それには、体を温める作用がある紅茶に黒砂糖またはハチミツを入れて飲むとよい。

さらに、早朝の低体温によって減弱している各器官の働きをよくするために、すりおろし生姜（市販の粉末やチューブの生姜でも可）を入れるとさらによい。

生姜は医療用漢方薬の約150種のうち約70％に含まれており、「生姜なしには漢方は成り立たない」と言われるほどの薬効がある。

漢方の原典と言うべき『傷寒論《しょうかんろん》』に「（生姜は）体を温め（血流をよくし）、すべての臓器の働きを活性化させる。体内の余分な体液（水の滞り）をとり除き、駆風を促し（ガスを排泄し）消化を助ける……」と書いてあるし、明時代に書かれた薬学書の『本草綱目《ほんぞうこうもく》』には、「（生姜は）百邪（種々の病気）を防御する」とある。孔子も、毎日、生姜の副菜を食べていたという。

生姜はインドの原産であるが、紀元前2世紀には、古代アラビア人により、インドから古代ギリシャ、そしてローマに海路で伝えられた。かのピタゴラスも、生姜を消化剤や駆風剤（お腹のガスをとる薬）として使用していたという。

生姜は、ジンゲロール、ジンゲロン、ショウガオールなどの辛味の成分と、ジンギベレン、クルクミン、ビサボレン、ピネン等の芳香（精油）成分より成っている。最近、薬理学の分野で生姜の驚くべき効能が次々に発見されている。

以下、列挙してみると、実に多岐にわたることがよくわかる。

●血管を拡張して血流をよくし、血圧を上げる

●血小板の凝集力を弱めて、血栓を予防する
●体温を上げ、白血球の力を強めて、免疫力を高める
●発汗・解熱・去痰《きょたん》・鎮咳《ちんがい》作用を発揮する
●排尿を促し、むくみや水太りを改善する
●脳の血流をよくして、うつ気分をとる
●唾液、胃液、膵液、胆汁、腸液の分泌を促して、消化を助ける
●食中毒菌や腸内の有害菌を殺菌する
●副腎髄質からアドレナリンの分泌を促して、気力を高める
●血液中のコレステロールを低下させる
●がん細胞をやっつける

英和辞典でgingerを引くと、(1) 生姜、のほかに (2) 意気 (3) 軒昂《けんこう》 (4) 元気、ぴりっとしたところ、という意味が書いてあり、動詞として、(1) 生姜で味をつける (2) 活気づける (3) 鼓舞する、とある。また、「There is no ginger in him」は「彼には気骨がない」と訳されている。

ということは、英国人も生姜の効能を知っていた、ということになる。

事実、14世紀にペストが流行し、ロンドン市民が3分の1も死んだ時、「生姜をよく食べていた人は、死ななかった」ことがわかり、16世紀に入りヘンリー8世が、ロンドン市長に「国民は、たくさん生姜を食べるように」と命じて作らせたのが、今もロンドンに行けば売っている人形の形をしたginger bread（ジンジャーブレッド）である。

起床直後の朝は、脳をはじめ体内の各臓器が十分に覚醒していないため、また、体温も低いので、気分はうつ傾向にある。

そんな時、生姜紅茶（黒砂糖またはハチミツ入り）で、体を温めて糖分を補い、生姜の心身を活性化させる作用で、ピリッと元気をつけると、一日の好スタートがきれる。

この生姜紅茶を、朝食代わりにコップ2～3杯飲むとよい。少し生姜の刺激を感じるなら、黒砂糖やハチミツを多めに入れると、刺激が和らぐ。生姜はすりおろしでも、しぼった汁でもどちらでもよい。すりおろしたものをそのまま入れると、食物繊維も一緒に摂り込めるので、便秘の人にはおすすめだ。

③朝食は人参リンゴジュースを飲む

また、40歳を過ぎて、高血圧、痛風、糖尿病、脂肪肝、肥満症といった生活習慣病に悩んでいる人は、人参2本、リンゴ1個を刻んでジューサーにかけて作る生の人参リンゴジュースを1～2杯飲むとよい。

１９７９年、私が研修に行ったスイスのチューリッヒにあったビルヒャー・ベンナー病院は、１８９７年に設立されて以降、全世界から集まってくる難病、奇病の患者を、食事療法や瞑想、鍼灸《しんきゅう》等の自然療法で治療する病院であった。

食事はヨーグルト以外、肉・卵・牛乳などの動物性食品は一切供されず、黒パン、ジャガイモ、ナッツ、生野菜、果物、岩塩、ハチミツなどを用いた料理が、治療食として出されていた。

なかでも一番の「治療食」は、朝から全患者が飲む、人参2本とリンゴ1個で作られた生ジュースであった。当時の院長、リーヒティ・ブラシュ博士に、「なぜ、そんなに人参リンゴジュースは効くのですか」と尋ねたところ、「人間の健康に必要なビタミン、ミネラルのほとんど全てを含んでいるから」との答えが返ってきた。

人参は地中海沿岸から中央アジア原産で、セリ科の越年生草本《えつねんせいそうほん》である。日本へは江戸時代前期の17世紀に伝播《でんぱ》した。学名の「*Daucus carota* L.」の「daucus」は、ギリシャ語の「daukos」（温める）に由来している。

人参は、ガン、潰瘍、肝臓病、乳汁分泌促進、強壮など、万病に効くとされている。

「carotene」（カロチン）の語源は「carrot」であることを考えれば、人参にカロチン（ビタミンAの前駆物質）が豊富に含まれているのはあたり前で、とくにβ《ベータ》-カロチンは、万病の元と目されている活性酸素を除去し、免疫力を増強し、種々の感染症やガンを予防することがわかっている。

日頃、人参を常食している人は、あまり食べない人に比べて肺ガンの発生率が半分になるという研究報告もある。

米国科学アカデミーは、ガンを予防する代表的食物として人参の効能を1982年に発表した。米国の自然療法学者のノーマン・W・ウォーカー博士が、以前から「人参ジュースは潰瘍とガンを癒す世紀の奇跡である」と断言していたことが、科学的に証明されたわけだ。

カロチンはビタミンAになることで視力を回復し、その他の眼病、皮膚病や肌荒れにも奏効する。

ミネラルとしては、強力な浄化力を持つイオウ、リン、カルシウムが多く含まれるので、胃腸、肝臓を浄化し、骨、歯を強化するのに役立つ。また、人参に含まれるコハク酸カリウム塩には、血圧を下げる作用や体内の有害な水銀を排泄する作用があることがわかっている。

ヨーロッパには「人参は人を愛嬌《あいきょう》よくさせる」ということわざがあるが、「愛嬌」は健康が作る、ということなのだろう。

109ページで挙げたスイスの病院に限らず、欧米の自然療法病院では、人参2本、リンゴ1個で作る生ジュース（コップ2〜3杯）を必ずと言ってよいほど万病の治療のメイン・セラピーにしているほどだ。

一方、リンゴはバラ科のコーカサス原産の植物で、古い時代に中国から日本に「林檎」として伝えられたものは、味がまずく、あまり利用されなかったという。その後、明治初年、アメリカから導入された紅玉、スターキングなどが、一般に普及した。

ギリシャの伝説には「人を永遠の世界に導き、永遠の生命と幸福を与えてくれる果実」として登場し、「アダムとイブ」の「禁断の実」がリンゴであることはあまりにも有名だ。アラビア民謡にも「万病の薬」として登場し、北欧神話にも、神々が「永遠の青春のリンゴ」を食べて不老不死を保った、という逸話がある。

英国には「An apple a day keeps the doctor away」（一日1個のリンゴは医者を遠ざける）ということわざがあるが、実際、リンゴにはビタミン（A・B群・C）、消化されやすい糖類、酵素、有機酸（リンゴ酸、クエン酸、酒石酸《しゅせき》）など、さまざまなミネラルがバランスよく含まれている。

便通をよくし、血中コレステロールを下げる食物繊維のペクチン、腸内の善玉菌を増やすオリゴ糖、活性酸素を除去するポリフェノールなども含まれており、ガン、炎症、アレルギーなど、さまざまな病気の予防や改善に役立つ。

「リンゴを毎日食べる産地の人々には高血圧がかなり少ない」「リンゴの抽出成分により、人間の肝臓ガン細胞の増殖が抑制された」などという疫学調査や研究報告も、こうした成分の効能を裏付けるものだ。

また、リンゴ酸には、体内の炎症を癒す作用があるので、気管支炎、肝炎、膀胱炎などの炎症疾患の治癒を早めてくれる。

漢方でも、「補心益気、生津《しょうしん》止渇《しかつ》、健胃和脾」つまり、「元気をつけ、唾液を出して渇きを止め、胃腸を活発に働かせる」作用があるとしている。

④昼食はネギそばを食べる

米国農務省から、私たち文明人は「栄養過剰で栄養不足の病気で悩んでいる」と発表されたことがある。

これは、タンパク質、脂肪、糖質といった三大栄養素は摂り過ぎている反面、これらの栄養素を体内でうまく利用・燃焼したり、さまざまな酵素やホルモンの原料になったり、細胞の玄妙な生理作用に関わっているビタミンやミネラルは不足しているという内容で、結果、さまざまな現代文明病にかかっていると主張している。

ビタミンは約30種類、ミネラルは約１００種類存在し、それぞれを毎日、必要量だけ摂取しないと健康は保てない。たとえば１２９種の微量栄養素（ビタミン、ミネラル）を1日の所要量だけ摂取していても、1種類の摂取不足で、次のような症状・病気が発生する。

●ビタミン

ビタミンA不足↓肺ガン、膀胱ガン、視力低下、肌荒れ
ビタミンD不足↓骨・歯の脆弱《ぜいじゃく》化
ビタミンE不足↓不妊、老化、動脈硬化
ビタミンK不足↓出血
ビタミンB_1不足↓脚気《かっけ》（手足のむくみ、心不全）
ビタミンB_2不足↓口内炎、肝臓病
ビタミンC不足↓壊血病（出血、感染）
ビタミンP不足↓血管の脆弱化

●ミネラル

鉄不足↓貧血
亜鉛不足↓皮膚病、精力低下、糖尿病

マグネシウム不足↓心臓病、ガン、糖尿病
カルシウム不足↓骨・歯の脆弱化、神経過敏
カリウム不足↓筋力低下
ナトリウム不足↓食欲不振

農薬に硫酸が使われると、硫酸は土の成分である鉄、亜鉛、マグネシウムなどと反応して、硫化鉄、硫化亜鉛、硫化マグネシウムなどとなって、土の中の鉄、亜鉛、マグネシウムといったミネラルが不足していく。これを「土がやせる」という。

そのやせた土から植物に吸収されるミネラルは当然少なくて、私たちが食べる野菜や果物は、ミネラル不足になっている。さらに悪いことに、ミネラルやビタミン類をたくさん含んでいる胚芽を、文明人は取り去り、玄米を白米に、黒パンは白パンにして食べている。

こうした現代的な食文化によって、私たち文明人は1種類だけでなく多種類のビタミンやミネラルの慢性的不足をきたし、種々の病気を患っている、という皮肉な一面がある。

朝は、生姜紅茶や人参リンゴジュースで済ませると、胃腸に負担をかけず「排泄」を促したまま、午前中のエネルギー源である糖分、それに水分や、必要十分なビタミンとミネラルを補える。

そんな理想的な朝食の後の昼食は、「そば」がベストである。

そばは8種類の必須アミノ酸を含む優良なタンパク質、動脈硬化を防ぐ植物性脂肪、エネルギー源の炭水化物（多糖類）、そしてほとんどのビタミンやミネラルを含有する完全栄養食品である。そして、そばに欠如するビタミンやミネラルは、薬味のネギに含まれる。

このそばに、血管を拡張し血流をよくして体を温める硫化アリルを含むネギと、同じく血流をよくして体温を上げるカプサイシンを含む七味唐辛子を存分にかけて食べれば、午後からの仕事に向かっての気力、体力が横溢《おういつ》してくるだろう。

そばに飽きてしまったら、具だくさんのうどんにネギと七味唐辛子を存分にふりかけるといい。あるいは、血流をよくする硫化アリルを含むニンニク入りのパスタ（ペペロンチーノ）や、体を温めるチーズで作られたピザにカプサイシンを含むタバスコを存分にふりかけて食べるのもおすすめだ。

⑤石原式基本食を実践する

朝と昼をこのような食事で済ませれば、「夕食は、アルコールを含めて、何を食べてもよい」というのが、私がここ20年以上提唱して、多くの人々に支持されている「石原式基本食」である。

この基本食を実行し、途中、空腹を感じるようなら、チョコレート、黒アメ、黒砂糖またはハチミツ入りの生姜紅茶を口にするとよい。空腹は、胃腸が空になるから感じる感覚ではなく、血糖が下がった時に脳の空腹中枢が発するサインだから、わずかの糖分の補給で、数分後には空腹感がなくなる。

(朝) 生姜紅茶(黒糖またはハチミツ入り)を1〜2杯
　　または、人参2本・リンゴ1個で作る人参リンゴ生ジュースを2杯
　　または、生姜紅茶と人参リンゴジュースを1〜2杯ずつ
　　または、緑茶に梅干し
　　または、食べない
(昼) ネギと七味唐辛子をふりかけたそば(ザル、ワカメ、トロロなど)
　　または、ネギと七味唐辛子をふりかけた具だくさんのうどん
　　または、タバスコを存分にふりかけたペペロンチーノやピザ
(夕) アルコールを含めて、何を食べても可

途中、空腹を感じたら、チョコレート、黒アメ、黒砂糖またはハチミツ入りの生姜紅茶で

糖分を補う。

こうした「少食」「空腹」健康法を実践し、少々空腹でも心身ともに調子がよいなら続けること。ただし、いつもよりかえって調子が悪いと感じたら（まず、あり得ないとは思うが）、即刻停止して、元の食事法に戻すべきである。

また、「空腹」健康法で、心身ともに快調だが、「何かもの足りない」「何か食べたい」と思った時は、次のように念じるとよい（念とは「今の心」と書く）。

（1）この心地よい空腹が、健康を作る
（2）この心地よい空腹が、病気を治す
（3）この心地よい空腹が、老いを防ぎ、若返らせてくれる
（4）この心地よい空腹が、頭脳の働きをよくし、仕事の能率を上げてくれる
（5）この心地よい空腹が、人生の幸運を呼び込んでくれる

⑥塩分をしっかり摂る

この40年で、医師の数は2・5倍以上に増え、医療技術も長足の進歩を遂げた。また、毎

年40兆円近い医療費も使い果たしている。

こうした現状にもかかわらず、病気や病人の数は一向に減らないどころか、反比例するかのようにどんどん増加しているのはなぜだろうか。その背景には、ここ50年で、日本人の体温が約1度低下したという由々《ゆゆ》しい事態があると私は確信している。

私たち医師が重用している医学大事典には、今でも日本人の脇の下の体温は「36・89プラスマイナス0・34度」と記してある。つまり、体温の低い人でも36・55度、高い人は37・23度ということである。しかしながら、日常の診療で患者さんの体温を測ると、35度台の後半、高い人でも36・2〜36・3度という人がほとんどである。

こうした食い違いは、医学大事典にある体温は50年前までの日本人の体温であり、その後の体温に関する研究はほぼ皆無だという現状を表している。

今の西洋医学の研究における華は、細胞レベル、遺伝子レベルの研究や、未知のホルモン、免疫物質を発見することなどである。何十人、何百人の体温を測るなどという「稚拙」な研究などに従事する学者はいないし、たとえ、そういう研究があったとしても、医学会が取り上げるはずもない。

100項目近くもあろうかという人間ドックの検査項目の中に「体温」が入っていないところを見ても、西洋医学は体温の重要さなど、歯牙《しが》にもかけていないことがわかる。

しかし、体温が1度下がれば、代謝（体の中に飲食物を摂り入れて、体内の細胞で利用し、その結果できた老廃物を大小便や呼気などにより排泄する一連の過程）は、約12％落ち、免疫力も30％以上低下することがわかっている。

だから、低体温の人は、体内の糖や脂肪が十分に燃焼できずに燃え残り、高血糖や高脂血症の状態に陥る。その余分な脂肪が内臓に沈着すれば、脂肪肝をはじめ、内臓脂肪症候群（メタボリック・シンドローム＝通称メタボ）になる。

「メタボリズム」とは、「代謝」という意味なので、「メタボリック症候群」の本質は、「低体温症候群」である。「内臓脂肪症候群」は、あくまで結果であり、その原因は、実は「低体温」なのだ。

体温が低下して免疫力が落ちると、肺炎、胆嚢炎、膀胱炎といった感染症、あるいは喘息やアトピーなどのアレルギー性疾患、ガンや肉腫といった悪性腫瘍が発生しやすくなる。

こうして考えてみると、医学や医療技術は日進月歩し、医師たちも懸命の医療活動をしているのにもかかわらず、病気が一向に減らないのは、日本人の低体温化が大いに関係していると断言してもよいだろう。

ガン細胞が1個発生し、それが10億個集まって直径0・5センチの腫瘍になって、西洋医学によって「早期」発見されるまで、短く見積って10年、長くて30年、平均およそ20年かかるとされている。

とすると、その約20年間に及ぶ低体温の生活が、悪性腫瘍（ガン）を育てると言っても過言ではない。また、高血圧や血栓（心筋梗塞、脳梗塞）なども一朝一夕に発症するものではなく、やはり、数年から十数年かかって起こる生活習慣病である。

日本人の死因の2位と4位を占め、毎年30万人余の生命を奪う血栓症（心筋梗塞、脳梗塞）も、血がかたまって血管に詰まる病気なのだから、「冷え」が大きな原因になっているはずである。

水を冷やすと氷になるし、食物を冷凍庫に入れると硬くなるように、地球のあらゆる物体は冷やすと硬くなる。それは自明の道理である。

では、なぜ日本人の体温が下がってしまったのだろうか。

現代の日本の食生活の傾向も、体の冷えと密接に関係している。そのひとつは、塩分摂取の過剰な制限にある。

かつて東北地方では、高血圧や脳出血になる人が多かった。その原因は、塩分の摂取が多すぎるからだという結論になり、１９６０年頃から、東北地方だけでなく日本全国で減塩運動が起こった。

当時、鹿児島県の人たちの1日平均の塩分摂取量が約14グラム、北に行くほどその量が増え、青森県では約28グラムと、２倍ほども摂取していたという。

塩分は、「０」カロリーにもかかわらず、体を温める作用があるので、東北地方をはじめ、現在のように暖房装置が普及していなかった寒い地方で暮らす人々は、塩分摂取量が多かったのだろう。

今日では、１日10グラム以下の摂取が理想とされ、実際、その値に近づいている。こうした塩分を控えようという傾向も、日本人の低体温化の一因に違いない。

⑦水分を摂り過ぎない

日本人の死因の２位（心筋梗塞など）と４位（脳梗塞など）は、もとをただせばどちらも血栓症であり、毎年合計30万人以上の生命を奪っている。こうした現状を受けて、「血液をサラサラにするため」という大義のもと、「１日２リットル以上の水分を摂るように」、あるいは「こまめに水分補給をするように」などという指導がなされている。しかし、水分摂取の無理強いは体を冷やすことになる。

たとえば、雨に濡れたり、湯上がりに体についている水滴をしっかり拭き取らなかったりすると、体が冷えてしまうように、体が欲していない水分を無理に摂取すると、体を冷やしてしまう。

「冷却水」という言葉があるように、余分な水はものを冷やす作用があることは容易に想像できるだろう。

⑧陽性食物を積極的に摂る

西洋医学や栄養学の世界では、食べると「体を冷やす食物」も「体を温める食物」も存在しない。

しかし、夏場になると、トマト、キュウリ、スイカ、ビール、酢の物といった食材が好んで食べられるのは、こうした食物が体を冷やす作用（漢方でいう陰性食物）を持っているからである。

また、冬場になると、肉、卵、ネギ、醬油ですき焼きを作って食べるとおいしいのは、こうした食物が体を温める陽性食物であるからだ。

陰性食物は、水っぽい（軟らかい）、植物性、酸っぱい、南方産といった特徴があり、一方、陽性食物は、水分が少ない（硬い）、動物性、塩辛い、北方産といった特徴を持っている。

そのほか、端的に陰陽を見分ける方法として、その食物の外観の色がある。同じような食物で含有カロリーが同じでも、青、白、緑の食物は体を冷やし、赤、黒、橙《だいだい》の食物は体を

図表18　食物の陰陽

体を冷やす陰性食物（青・白・緑）	体を温める陽性食物（赤・黒・橙）
牛乳 白ワイン、ビール 緑茶 白砂糖 洋菓子 葉菜 南方産フルーツ （バナナ、パイナップル、ミカン、レモン、メロン） 酢、マヨネーズ、油 白身（脂身）の肉	チーズ 赤ワイン、黒ビール、紹興酒、梅酒 紅茶、ウーロン茶、番茶 黒砂糖 和菓子 根菜 北方産フルーツ （リンゴ、サクランボ、ブドウ） 塩、味噌、醬油 赤身の肉、魚 魚介（エビ、カニ、イカ、タコ、貝） 佃煮、漬物

図表19　調理による陰陽の変化

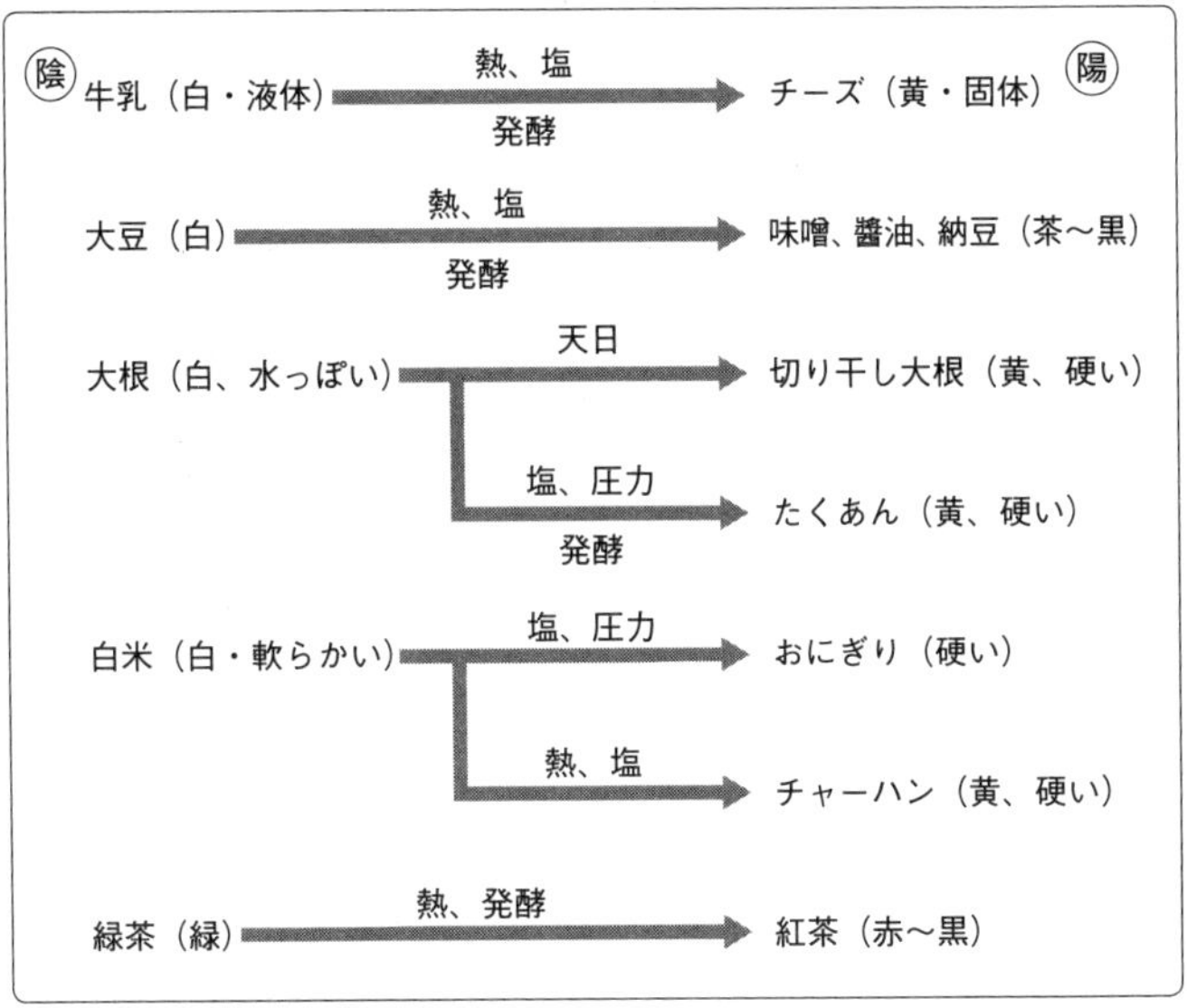

温める。

例外的に、カレー（インド原産）、トマト（南米原産）、コーヒー（エチオピア原産）は熱帯産なので、たとえ外見の色が濃くても、陰性食物に属する。

ただし、一点補足しておくと、決して体を冷やす食物が健康に悪い食物ということではない。要は、寒い時や、運動不足で体が冷えている時に、陰性食物をたくさん摂取すると体温低下を招くので、不適切だということである。

従って、夏場や入浴、サウナ浴の後、あるいは運動や肉体労働の後に、本能が欲すれば、図表18に記したような体を冷やす食物を食べることは何の問題もない。

しかし、日本人の体温が低下し、それがさまざまな心身の不調や病気の原因になっている今日、やはり、日常的には、塩分の多い食物をはじめ体を温める陽性食物を中心に食べることが肝要である。

ただし、体を冷やす食物も、熱や塩や圧力を加えたり、発酵させると、体を温める陽性食物に変化する。この法則を簡単にまとめると、図表19のとおりである。

⑨入浴習慣で体を温める

一方、夏の冷房も問題である。夏場に、冷房でギンギンに冷えた部屋の中で長時間過ごす毎日を送っていると、体の冷えを一年中引きずることになる。

また、若者を中心に、湯船には入らず、シャワーだけで入浴を済ます人が増えていることも、体を冷やす要因となる。

湯船にしっかり浸《つ》かって10～20分入浴すれば、体の深部体温は1～2度上昇し、全身60兆個もの細胞の代謝活性も増して、入浴後も長時間、高体温を保つことができる。

湯船にゆっくり浸かれば、温熱による血管拡張作用で血行が促進される。血行がよくなると、内臓や筋肉への酸素供給や栄養補給が増し、腎臓や肺からの老廃物の排泄作用も促される。その結果、血液が浄化されて疲労も回復し、病気の予防・改善につながる。

そのほか、入浴により体が温まると、白血球の働きがよくなり免疫力も上がるし、血栓を溶かすために備わるプラスミンという酵素の産生が増加するので、血液がサラサラになり、脳梗塞や心筋梗塞の予防にもなる。

また、入浴により気分がよくなると、アセチルコリンやβ－エンドルフィンといった快感ホルモンが分泌され、心身ともにゆったりしてくる。

⑩サウナ療法で体に活を入れる

温熱により体を温める方法としては、湯船に浸かる以外にもサウナ浴が挙げられる。

サウナ室内は、温度が90〜100度と高温のため、サウナ浴はさまざまな効能が得られる。たとえば、温熱刺激により血管が拡張して血液の循環がよくなり、内臓や筋肉への栄養補給や老廃物の除去が促されて、健康増進につながる。

また、新陳代謝をよくするホルモン（サイロキシン）を分泌する甲状腺の働きが高まることもわかっている。

ただし、サウナ浴中は酸素消費量も増加し、心拍出量も約50〜100%増加して、心臓の負担も大きくなるので、心臓の弱い人は、主治医に相談しつつ、短時間から慎重に始めることが肝要だ。

しかし、鹿児島大学病院では、鹿児島大学倫理委員会の承認のもと、2000年4月より、心不全の患者にサウナ療法を施している。

同大学病院におられた鄭忠和《ていちゅうわ》博士は、「心不全の症状を大きく改善し、同時にリラクゼーション効果をもたらす確実な治療法だ」「サウナがすぐれている点は、湯船への入浴と違って、体にかかる水圧の負担がなく、温熱だけの効果が得られるところだ」と述べている。

オーソドックスな治療法は、60度のサウナ室内に横になり、15分を限度にして温まるというやり方だ。この方法で、深部体温が1度上昇するという。これを1日1回、週3回行うのが基本である。

心不全に対するサウナ浴による温熱療法の効果のメカニズムとしては、温熱により末梢血管の内皮機能が改善する点も挙げられている。

とはいえ、心不全をはじめ心臓病の人は、自分勝手にサウナ療法を始めると不測の事態が生ずる恐れがあるので、主治医の指導に従うべきである。

⑪ウォーキング習慣を作る

ここ50年で日本人は、歩くことや、肉体労働をあまりしなくなった。その理由は、交通機関の発達やマイカーの普及、電気洗濯機や掃除機といった電化製品の普及などにある。

体温の40％以上は、筋肉を動かすことで産生されるので、こうした運動不足、肉体労働の不足は、確実に体温の低下をもたらす。

筋肉は、男性の体重の約45％、女性の体重の約36％を占める。体温の約40％以上の体熱を産生する筋肉を動かさず、鍛えずして、健康などあり得ない。

人体最大の臓器は肝臓と言われるが、重さは約1～1・5キロしかなく、筋肉こそ人体最大の器官である。

筋肉は、一般に思われているように姿勢を保ったり体を動かすなどの働きをしているだけでなく、次のような生理作用を有している。

●うっすら汗をかくくらいの筋肉運動・労働でも体温は1度上昇しており、1度の体温上昇で、免疫力は一時的に5〜6倍になるとされている。
●筋肉を動かす（収縮、弛緩）と、筋肉内を走っている血管が収縮・拡張をする。これをミルキングアクション（乳しぼり効果）といい、心臓の働きを助けて心臓病を予防するし、血圧も下げる。
●筋肉を動かすと、骨への血行もよくなり、骨が強くなり、骨粗鬆症の予防や治療になる。
●脳の記憶中枢である海馬《かいば》の血行がよくなり、記憶力の増強、ボケ予防になる。
●筋肉細胞内の糖輸送物質のグルコーストランスポーター4（GLUT-4）が、血液中の糖分をどんどん筋肉細胞に取り込んで血糖が下がり、糖尿病の予防、治療になる。
●食物の消化管通過時間が短くなり、発ガン物質の大腸内の滞留時間が短くなるので、大腸ガンの予防になる。
●筋肉内での男性ホルモン（女性にも存在する）の産生分泌《ぶんぴつ》が増し、自信が湧き、「うつ」が改善する。
●全筋肉の約70％はへそより下の下半身に存在するので、おもに下半身の運動をするほうが効率的である。

図表20　年代別における一日の最低歩数

年齢	分速（1分間に歩く距離）	1日の最低歩数
70歳代	60メートル	6000歩
60歳代	70メートル	7000歩
50歳代	75メートル	8000歩
40歳代	80メートル	9000歩
30歳代	85メートル	10000歩

いつでもどこでもできて、しかも筋肉運動による健康効果を高める方法がウォーキングである。

ウォーキングの速度と、1日の最低目標歩数は、図表20を参考にして欲しい。

なお、ウォーキングの効能は、先に述べた筋肉運動の効能と重複する面もあるが、以下にまとめておこう。

●血圧を下げ脳卒中を予防――下半身の筋肉が発達することにより毛細血管も新生され、下半身に血液がプールされる。このため血圧が下がり、脳血管への負担が解消する。

●心臓病の予防・改善――歩くことで第二の心臓と呼ばれる足の裏を刺激することになり、心臓の働きを助ける。

●ボケ予防――歩くと下肢の筋肉（ふくらはぎ）、臀筋《でんきん》（お尻の筋肉）、背筋などの抗重力筋が鍛えられることになり、その結果、脳への覚醒刺激が増す。

●骨粗鬆症の予防・改善——歩くと自分の体重で骨と筋肉が刺激され、骨へのカルシウムの沈着が促される。
●腰痛・膝《ひざ》の痛みの予防・改善——下肢・腰の筋肉が鍛えられることにより、腰の骨や膝への負担が軽くなる。
●糖尿病、高脂血症、脂肪肝、肥満の予防・改善——人間の筋肉の約70％を占める下半身を動かすことにより、筋肉が糖や脂肪を存分に消費してくれる。
●ストレスの解消——歩くと脳からはα《アルファ》波（リラックスしたときに出現する脳波）が出るうえ、快感ホルモンのβ-エンドルフィンも分泌されるので、自律神経失調症、ノイローゼ、うつ病などの予防・改善になる。
●肺の機能強化——歩くことで呼吸が深くなり、肺の病気（風邪、気管支炎、肺気腫など）の予防になる。

⑫自宅で3つの下半身運動をする

歩く時間や場所がない人、または雨のために外を歩けなかった日などは、自宅で簡単な「スクワット」や「もも上げ」「かかと上げ」をすると、不足した運動量を補えて、ウォーキングの代わりにもなって効果的である。

●スクワット

スクワットとは英語で「しゃがみ込む」という意味を持つ。やり方は、まず肩幅よりやや広く両下肢を開いて立ち、両手を組んで頭の後ろに回す。そして、背筋を伸ばして息を吸いながらしゃがみ込み、吐きながら立ち上がる。

これを1セット（5〜10回）ゆっくりとやり、しばらく（数秒〜数十秒）休んで、また同じ動作を繰り返し、全部で5セットくらいやるといい。このとき、胸をなるべく前に押し出すように、また、お尻をなるべく後ろに突き出すようにするのがコツ。

だんだん筋力がついてきて物足りなくなってきたら、1セット内の回数を10〜20回に増やしたり、セット数を10セットに増やすなどして負荷を上げていくといい。また、軽いダンベルを両腕に持って行ってもいい。このスクワットは、全筋肉の約70％以上が存在する下肢と腰の筋肉強化にうってつけの運動である。

また、第二の心臓といわれる足の裏の刺激にもなり、体熱の上昇、血行の促進がなされ、健康増進に大いに役立つ。

●もも上げ

作家の瀬戸内寂聴《せとうちじゃくちょう》先生は、「もも上げ」を毎日100回以上やられて、90歳を超えてなお、あの若さと元気さを保っておられるそうだ。

「もも上げ」は、直立して交互にももを引き上げるだけの運動であるが、スクワットに優るとも劣らぬほどの、下半身の鍛錬効果がある。とくに、スクワットをすると膝が痛む人などには、格好の運動であろう。手を軽くテーブルや壁にあててやってもかまわない。

10回を1セットとして3セット（30回）くらいから始め、だんだんと筋力が強くなったら、1セットの回数とセット数を徐々に増やしていくとよいだろう。最終的には100〜150回くらいを目指すとよい。

「もも上げ運動」は腹筋も鍛えられるので、一挙両得である。

●かかと上げ

かかと上げは、「カーフレイズ」とも呼ばれる筋肉運動で、足を少し開いて直立し、その場でかかとを上げたり下げたりするだけの運動である。テレビを見ながらでも、電車やバスの待ち時間でも簡単にできる。

1セットを5〜10回、セット数は5〜10セットから始めて徐々に増やしていくといい。

上げ下げのスピードは、最初はゆっくりから始め、徐々に自分のペースに合わせてスピードアップしていけばいいだろう。

かかと上げによって、ふくらはぎの筋肉を中心に下肢全体の筋肉が鍛えられ、体熱上昇、血行促進に役立つ。先ほどのスクワットと交互にやると、より効果的である。

⑬自宅で3つの上半身運動をする

上半身と下半身の運動のどちらかをやるなら、筋肉量が多く、運動効率も高くなるウォーキング、スクワット、もも上げ、かかと上げなどをやるとよい。しかし、やはり、上半身の運動も並行してやるとさらに血行もよくなるし、気分もよい。

運動の原則として、上半身の運動→下半身の運動とやる方が、逆にするより血行もよくなるし、疲れも残りにくいし、運動効率もよい。

●万歳運動

座位、または立位で、両腕を上方に挙上するだけの運動である。胸郭も大きく開いて、いつも重力方向にかかっている腕、肩、背中の筋肉、大胸筋のストレスを取り除けるし、肺も拡張して呼吸量も大きくなり、実に気分がよい。

これは10回を1セットにして3セット（30回）くらいから始めるとよい。

●腕立て伏せ

床に体を平行にして行う「腕立て伏せ」は上半身のほとんどすべての筋肉を鍛えることができるが、ある程度以上の筋力がないと難しい。こうした「腕立て伏せ」ができない人は、壁の前に立ち、両腕を床に平行に前に出し、両手を壁につけて、「腕立て伏せ」を行うとよい。

同じく、10回を1セットにして3セット（30回）くらいより始め、徐々に回数とセット数を増やしていく。さらに筋力が強くなったら、立ち位置を壁から少しずつ離していき、前傾姿勢で腕立て伏せをやるとよい。

●腹筋運動

腹には骨がないので、それを守るために、縦に走る腹直筋、横に走る腹横筋、斜めに走る腹斜筋の3層の筋肉によって腹＝「お中」は保護されている。

腹筋運動によってこの筋肉を鍛えると、お腹はポカポカと温まり、すると「自然のハラマキ」を一日中やっているようなもので、胃腸の働きの促進、精神面の安定が得られる。ほかにも、腸内には全リンパ球の70％が存在するので、免疫力の向上などの恩恵に浴することができる。

ただ、両足首をヒモなどで固定して、上半身を起こす腹筋運動は、腹筋が相当に強い人しかできないので、次のような動作をやるとよい。

ベッドの上に仰向けになり、両手はベッドの端をつかみ、膝を曲げながらお腹に近づけ、その後、膝を伸ばして元の姿勢に戻す——これを繰り返す。

10回を1セットにして3セット（30回）から始め、そのうち回数とセット数を増やすとよい。目標は、トータルで「100回」。


今から何か運動をしようと考えている人は、まずウォーキングから始め、それができない人、またはできる人でも、入浴前に次の運動をやるとよい（1日のうちいつでも都合のいいときでよいが、入浴前に筋肉運動をして入浴すると、温熱効果が倍加する）。

①万歳運動　10回×3セット
↓
②腕立て伏せ（壁に向かって）　10回×3セット
↓
③腹筋運動　10回×3セット

④もも上げ　10回×3セット
←
⑤スクワット　10回×3セット
←

ただし、「時間」や「気分」とも相談されて、①と④、①と⑤だけでもよいし、④だけ、⑤だけなどでもよいので、必ず「運動する」習慣をつけられるとよい。

「継続は力なり」のことわざどおり、毎日の少しずつの筋肉運動が徐々に体力をつけ、体温を上げ、病気知らずの健康体を作ってくれるはずである。

第4章　医療から命を守った奇跡の声23

生姜が秘める二大パワーとは

健康食品を食べたり、健康器具を使用した結果を体験談としてまとめ上げ、その商品がいかに優れた効能を持つかを謳《うた》い、販売促進に役立てるという商法をよく目にする。

しかしながら、その体験談が作り話だったとして、摘発されることもしばしばである。

そこで、本章では私宛に届いた読者からの直筆《じきひつ》の手紙を中心に、「生姜紅茶」や「人参リンゴジュース」、「少食」や「温め」の効果に関する体験談をできるだけありのまま掲載し、それぞれに若干の説明を加えたいと思う。

「生姜」を摂ることで、数々の不調や病気が治ったというたくさんの手紙が届いている。では、なぜこれほどまでに生姜に効能があるのか、以下に説明してみよう。

106〜107ページで生姜の効能について記したが、生姜が持つ数多くの薬効の中で、一番特徴的で、なおかつ最上の効能は、「体を温める作用」と「発汗・利尿作用」にあると思われる。

日本人の死因の2位にあたる心疾患と4位の脳血管疾患の多くが血栓症であるため、「血液をサラサラにする」という大義のもと、西洋医学では、「こまめに水分を補給すること」、あるいは「1日2リットル以上水分を摂るように」などと指導されることが多い。

しかし、何事も「過ぎたるはなお及ばざるがごとし」のたとえのとおり、決して水分摂取も多ければ多いほどよいというものではない。

たとえば、雨（水）も降り過ぎると水害が起こるし、植木に水をやり過ぎると「根腐れ」が生ずる。

また、私たちの体外の大気中に水分が多ければ、不快指数がグンと上がるのだから、体内に水分が多くなり過ぎると、なおさら不快に感じたり、不調を起こすのは自明なことではないか。

このように、余分な水分が体内に溜まり排泄できない状態を、漢方医学では「水毒」と称し、体にさまざまな害を与え、種々の不調が表れると、２０００年も前から指摘していた。

苓桂朮甘湯《りょうけいじゅつかんとう》という漢方薬がある。構成成分の茯苓《ぶくりょう》（サルノコシカケ科）と白朮《びゃくじゅつ》（キク科）が排尿を促し、桂皮（ニッキ＝シナモン）が、血と気の流れをよくする。

たった3種の生薬を主体にしてできている苓桂朮甘湯は、「肩こり、頭痛、めまい、耳鳴り、フワーッとした感じ、まぶしい、不安、不眠、動悸」などの症状に効く。こうした一見脈絡のない不定愁訴《しゅうそ》を、患者さんが西洋医の前で述べると、すぐに心療内科か神経内科に紹介されるだろう。

しかし、この一連の症状は、すべて水毒から起こっている。

冷・水・痛の三角関係の法則

図表21を見ていただきたい。私が考案したので、勝手に「石原式〝冷〟〝水〟〝痛〟の三角関係図」と呼ばせてもらっている。

小児が寝冷えすると下痢（冷↓水）をしたり、雨が降る日は神経痛や関節痛がひどくなったり（水↓痛）、冷房を入れると頭痛（冷↓痛）が起こったりするということは、よく経験するところである。また、雨に濡れると冷える（水↓冷）。

このように「冷」「水」「痛」は互いに関連している。

また、人体は36・5度以上の体温のもとでさまざまな機能が滞りなく行われるようにできているので、冷える（低体温になる）とさまざまな弊害が生じてくる。

従って、私たちの体が冷えた場合は、その体の冷えの要因になる余分な水分を体外へ捨てて、体を温めようとする。こうした作用の結果として、寝冷えをすると下痢をする、風邪（英語でcold＝冷えの意）を引くと鼻水やくしゃみが出る、老人（もともと若い人より低体温）が体温・気温の低くなる夜間に頻尿になる、といった症状が現れてくる。

また、偏頭痛持ちの人はほとんど例外なく冷え症であるが、あまりに頭痛がひどくなると

図表21　石原式“冷”“水”“痛”の三角関係図

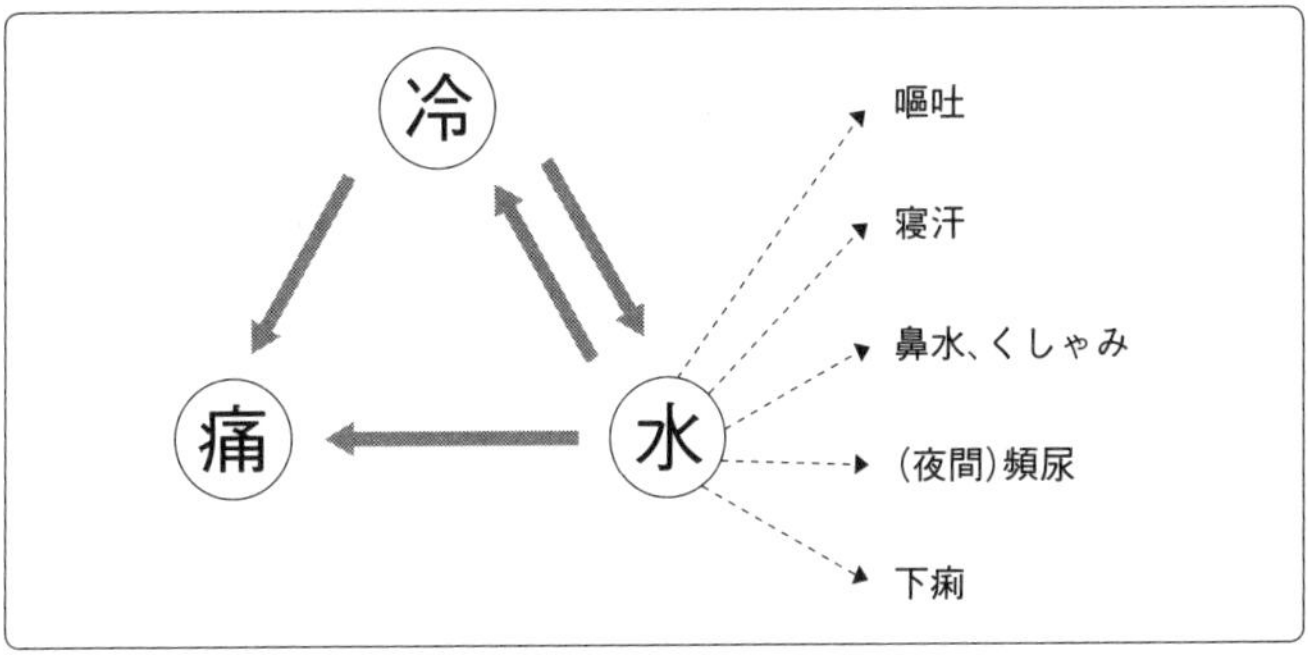

嘔吐することがよくある。これは、胃液という水分を捨てて体を温め、痛みを改善しようとする反応である。

大病をすると寝汗をかくのも、体内の余分な水分を捨てることで体を温めて免疫力を上げ、病気と闘おうとしている姿なのだ。

では続いて、「苓桂朮甘湯」という、体内の余分な水分を排泄し、体を温める漢方薬の効能について、「冷」「水」「痛」の三角関係図をもとに説明を加えてみよう。

●肩こり…「こり」は「痛み」の軽い症状。

●頭痛…「冷」「水」より起こる。

●めまい／耳鳴り…内耳の蝸牛管《かぎゅうかん》のリンパ液（という水分）が多くなると平衡バランスがとれなくなり、めまいが起こる。すると、雲の上を歩いているようなフワーッとした感じにもなる。また、海水浴で耳に水が入った時のように耳閉感、耳鳴りが生じる。

●まぶしい…眼の房水（眼球を満たす体液で、水晶体を洗っている）が多くなると、水滴がくっついたガラスの向こうから光が射し込んだ時のようにまぶしくなる。
●不安／不眠…体内に水分が多いと体温が下がり、不安や不眠などの精神症状が起こる。「うつ」「不眠」が北欧や北日本など寒い所に多発することを考えると納得がいく。
●動悸（頻脈）…後述

苓桂朮甘湯で、余分な水分を体外へ捨てて体が温まると、先に挙げたさまざまな不定愁訴がとれる。

一方、アレルギーと水毒はどのような関係があるのだろうか。アレルギー性疾患とその症状を見てみると、以下のようになる。

●結膜炎…涙
●鼻炎…鼻水、くしゃみ
●喘息…水様痰の喀出《かくしゅつ》
●蕁麻疹、アトピー…湿疹

このようにアレルギー性疾患は、体を冷やす体内の水分を排泄する現象であることがわかる。つまりアレルギーは、体内に「冷え」と「余分な水分」を溜め込んでいる人の症状なのである。

しかし、こうした体内の水毒を体外へ排泄して、体を温めようとする反応だけでは十分に水分の排泄ができない場合、体温を上げて体内の水分の消費を多くしようとする。

体温を1度上昇させるには、脈が10速くなればよい。つまり、頻脈も体温を上昇させるための反応だ。脈が速くなると、ときには脈が乱れる。それが不整脈である。

なお、日頃、血液をサラサラにするために「水を飲め、水を飲め」と指導する西洋医学も、心不全の患者には厳しい水分摂取制限を強いて、しかも利尿剤で排尿を多くするという治療をする。

心臓にとって一番苦手な物質は「水」であるため、心臓の力が低下する心不全になると、水分の排泄が十分にできず、むくみ（水分そのもの）や肺の中に水が溜まる肺水腫が起こる。

生姜（紅茶）で排尿が多くなり体が温まると心臓病（心不全）が改善するのも、水分の排泄が促されるためだ。

また、体脂肪が20％だの30％だのと、とくに肥満傾向にある人の口からは、よく「体脂肪」の言葉が発せられるが、体重の60％は水分なのだから、太っている人はほとんどが水太り（水毒）と考えてよい。

とすると、生姜紅茶や人参リンゴジュースで排尿が多くなり、短期間で5キロや10キロもやせる人が続出するのもごく自然なことである。

こうした事実を前提に、以下、現代の日本の医療を根底から疑う23の実例を挙げる。そこから読者の方々は、ご自分の命を医療から守るヒントを得てほしい。

①胃・頭痛…多くの不調が改善

〈先生の本はすべて読ませてもらいましたI・H子と申します。どの病院に行っても治らず、とても困っていたところ、先生の本に出会いました。

そのおかげで、胃痛、頭痛、生理痛、アレルギー、便秘、膀胱炎、むくみがよくなり、体重も63キロから7キロも減りました。

とても元気になり、先生にたいへん感謝しております。ありがとうございました。

さて、先生に聞きたいことがあります。

今後、子供を作ろうと思うのですが、子供ができた時はサウナには入ってよろしいんですか？

私は朝と昼は生姜紅茶で、夜は和食にしています。また、毎日スクワットを行い、サウナに行っています。

本には、朝食抜きや生姜紅茶は、妊娠中でも続けてもいいと書いてありましたが、サウナはどうなのでしょうか。サウナに行くと、本当にスッキリして気分がよくなります〉

I・H子さんのこうしたお便りに私は以下のような返事をした。

《胃痛、頭痛はじめ、たくさんの症状および病気が快癒されて、本当によかったですね。

さて、サウナの件ですが、何事もご自分で試されてみて「調子がよい」「気分がよい」ことは、免疫力も上がり、体のためによい！　と小生は思っております。

普通、サウナは高血圧や心臓病には禁忌ということになっていますが、鹿児島大学病院では、心不全の患者に週3回、1回15分ずつサウナに入れて、治療をしています。

あなたの場合も、一般の医師やまわりの人々が、サウナはよくないとおっしゃるかもしれませんが、「気分がよければよい」と思われてよいのではないでしょうか。

ただし、サウナ室内で「何分」と決めて頑張るのではなく、気分のよいところで出たり（または水浴／シャワー）入ったりされるのがベストかと存じます》

驚くほど多くの症状が改善したI・H子さんのケースは、冒頭の「冷」「水」「痛」の説明から理解してもらえるだろう。

まず、便秘の改善も、体、とくに腹（腸）が温まったからである。

大便も腸の力で押し出しているのだから、腸が冷えている人は、その力が低下し、便秘傾向になりやすい。

②長年の悩みだった生理痛が快癒

〈初めてお手紙させていただきます。T・T子と申します。

先生の本を拝読させていただき毎日生姜紅茶を飲んでいます。生姜紅茶のおかげで、本当に体が温まり、毎日笑顔で元気に過ごせるようになりました。生姜はエネルギーの源だと思うようになりました。感謝の気持ちで一杯です。

私が生姜紅茶を飲み変化があったことをご報告させていただきます。

現在N市の「うなぎA」さんで働いています。女将さん（A・S子さん）と娘さん（K子さん）が9月に伊豆へ行った時の体験談を詳細に伺うことができました。そして、女将さんから先生の本をすすめられたのが、きっかけとなりました。

これまで、私は大変生理痛がひどく、毎月激痛に苦しんでいました。生理痛に耐えられず、生理休暇をとり、仕事を休むこともありました。いくつかの産婦人科で受診しましたが、とくに異常がないと診断されました。

ある医師に漢方薬をすすめられて、4〜5年前から毎日3回食前に飲んでいました。ちなみに、飲んでいたのは、五苓散《ごれいさん》と六君子湯《りっくんしとう》です。飲み始めたところ体温に変化があり、体が温かくなりました。それでも効果が出始めたのは、2〜3年が経過した頃でした。

女将さんにもぜひ実行するとよいとすすめられ、生姜紅茶を飲み始めたところ、3日後に生理がきました。たった3日間飲んだだけで生理痛がなくなり、快適に生理日を過ごすことができ、まさに目からうろこでした。

こんなにも女性として生まれたことを嬉しく感じた日はありません。その後、10月、11月、12月と3ヵ月間生姜紅茶を続けたおかげで、激痛だった生理痛とは、さよならできたみたいです。

今は毎日ぽかぽか体の温まる日々を過ごし、生姜が手放せなくなりました。もっと早くから生姜に出会えていれば、漢方や医師に頼ることなく、苦しまなかったかもしれません。一番嬉しいのは明るく笑顔になったと言われることです。自分でも不思議なくらい、体の中からエネルギーが湧いてきます。

女将さんがよく店で、お客様から質問されています。「どうしてそんなに元気なの?」

と。女将さんは自らの体験談をお客様に話して、生姜紅茶や人参リンゴジュースの話をしています。私も体が元気になってエネルギーが出てくると、よかったことは人にお伝えしたくなります。だから友人に生姜のよさを知らせています。

「うなぎA」のスタッフは、毎日仕事が始まる前に女将さんが作ってくださる生姜紅茶を飲むのが、今では習慣です。この頃私は以前に増して、スタッフの笑顔がより輝き、店が活気に満ちあふれている気がします。

人が元気でいられることは、本当に大事なことだとつくづく思いました。先生の本に出会えたことに大変感謝いたします〉

T・T子さんの「生理痛」の改善も、生姜紅茶によって、体、とくに子宮、卵巣が存在する下腹部が温まったからだと思われる。

女性の「腹診」でいつもびっくりするのは、へその上部は温かいのに、下部は冷たい人が多いことだ。まるで、へその高さで、横に線でも引いてあるかのように違いがある。

人体のあらゆる臓器が、血液が運んでくる水、酸素、さまざまな栄養素、白血球をはじめとする免疫物質などにより、その臓器特有の働きを遂行している。従って「冷たいところ＝血行が悪いところ」に存在する臓器の働きは悪くなる。

子宮、卵巣の血行が悪くなると、痛みが生ずるほか、ホルモンの産生、分泌も悪くなり、生理不順や更年期症状がひどくなることも少なくない。

なお、女性の生理の周期として、排卵日に体温が最高になり、生理日に向かって低下していく。そのため、月経前症候群（ＰＭＳ）や生理痛など、不快症状が出現しやすくなるわけだ。

英語の「ginger」には、生姜のほかに、意気、軒昂、元気といった意味があるのだから、生姜（紅茶）で「エネルギーが湧いてくる」のは当然だろう。

③吹き出物が消え美肌＆小顔に

〈石原先生はじめまして。Ｙ・Ｅ子と申します。

私は今32歳で結婚して1年半が経つのですが、結婚する前のＯＬ時代は大変な冷え症で、またホルモンバランスも悪かったのか、顔のフェイスラインと首に吹き出物がひどく、週末になると熱が出るといったような辛い時期が長くありました。

そんな時、たまたま本屋さんで石原先生の『「体を温める」と病気は必ず治る』を拝読し、大変感銘を受けて、毎日半身浴をして汗をたくさんかき、腹巻きをして五本指ソックスを履くようにしました。

また、昨年の10月に本屋さんで先生の『生姜で体を温めれば、血液サラサラ病気も治る』を見つけ、さっそく買って拝読いたしました。この本で私は生姜の効能の素晴らしさに感激し、とにかく生姜紅茶を毎日飲み、料理にも積極的に使い、そしてお風呂に毎日おろした生姜をお茶パックに入れて浮かべました。

そうしましたら、びっくりするくらい顔が小顔になり、お肌がツルツルになり、何人もの友人からたて続けに「どうしてそんなにキレイになったの？」と言われたのです。もう嬉しくて嬉しくてたまりませんでした。

嬉しいのはそれだけではありませんでした。一緒に生姜紅茶を飲み、生姜風呂に入っていた夫が、もともと青白い顔をしていたのですが、1ヵ月くらい経った後、顔に赤みがさしてきたのです。最初はおでこの部分が赤く、その後、日を追うにつれ、顔全体の顔色がよくなってまいりました。朝起きるのも前ほど辛くなくなったと言います。

「これはすごい！」ということで、体調の悪い友人何人かに、石原先生の本と生姜を差し上げました。

すると、すぐに実行した友人の一人から、体が温かくて温かくてとても気持ちがよいと感謝され、また別の友人が、「しばらく生理不順で、体温も、高温期も低温期もわからないくらいガタガタで、排卵もしていないと医者に言われたのに、生姜紅茶を飲むようになったら体温が安定し、先日、産婦人科できちんと排卵があると言われた」と、とても喜んで知らせてくれました。

そのほかにも、その友人のご主人やご両親から嬉しい報告が次々と届き、私も嬉しい気持ちで一杯でした。私自身も飲み始めた頃は、基礎体温が時々35度台まで下がっていることがありましたが、今は36度を下回る日がなくなりました。

健康に生活できるということは、何よりも嬉しいことですから、本当に石原先生によいことを教えていただいて感謝しております。また、私だけでなく、まわりの方々にも喜んでいただけて、心から幸せを感じました〉

Y・E子さんは、ご本人がおっしゃっているように「冷え症」であるということは、肌や子宮、卵巣への血行も悪く、肌荒れや女性ホルモンの産生・分泌のバランスが悪くなりがちであることを示している。

また、冷えは体内の老廃物の燃焼や排泄を妨げるので、体内、血液内に老廃物が残り、それが皮膚を通して出てきているのが「吹き出物」ということになる。

生姜紅茶により体が温まり、血行もよくなって発汗や利尿が促進されると、むくみがとれ、顔も小さくなり、肌もキレイになることは、容易に想像できる。

そのほか、生姜紅茶の血管拡張・血行促進作用で、青白かったご主人の顔に赤みがさし、60兆個の細胞への栄養供給もよくなって、元気が出て、寝起きもよくなったのだろう。

ご友人の生理不順も、生姜紅茶によって子宮や卵巣への血行がよくなり、各生殖器の働きが正常になり、きちんと排卵があるようになったと考えられる。

④低体温が解消して不整脈も改善

〈私はH県に住む71歳のH・M男です。

5ヵ月くらい前に先生の著書で『生姜力』の本を購入して熟読しました。生姜がこんなに身体によいとは思いませんでした。

さっそく生姜を買いに大型量販店、スーパーなどに行きましたが、金時生姜はどこにもなかったので、健康雑誌を見て金時生姜の粉末を購入して飲み始めました。

量は1日3回（朝起きてすぐ飲み、昼食後、夕食後）約6グラム（大さじ山盛1杯位）飲んでおります。

私はもともと低体温で35度しかありませんでしたが、飲み始めて約3ヵ月くらいで体温が36～36・5度に上がり大変嬉しいです。持病である不整脈も改善し、発作も起こさなくなりました。身体全体の調子がよく、一日一日が清々《すがすが》しく感じられ、免疫力も強化されたように思います。

ただ一つ気になることがあります。それは本の中で「注意、こんな人は生姜摂取を避けてください」という項目の中で「生姜を摂取すると舌や顔が異常に赤くなったり、ほてったりする人」と記されていたことです。

最近鏡を見ると以前より顔が赤黒くなったと気になり、いつも鏡を見るようになりました。また、時々口も渇きます。舌は変化がありません。

このような症状で続けて飲んでもよいのでしょうか？　調子がよいので生姜はやめたくありませんが、迷っております。どうしたらよいのでしょうか？〉

H・M男さんの問い合わせに、私は以下のような回答をした。

《さて、「生姜」を飲まれることによってお顔が赤黒くなったとのことですが、体内の老廃物の排泄現象で、よいサインだと思われます。本に書いていた「顔が赤くなったり、ほてったりする」という注意事項にはあてはまらないと存じます。

何よりも「生姜紅茶」を飲まれて、体温も上がり不整脈もよくなられたのですから、しっかりお続けください。「不整脈」も、先に述べた「水毒」の一種ですから、「生姜」で発汗、利尿が促され、体内の余分な水分が排泄された結果、よくなられたのでしょう》

⑤更年期障害の不定愁訴が消失

〈私はヨーロッパに在住する53歳の主婦です。

40代で始めたゴルフはすぐにハンディキャップもなくなり、数々のトロフィーを手にして意気揚々としていたのですが、2007年から具合が悪くなり始めたのです。

日本語でなんと表現すればいいのかわからないほどの不快感で、朝は体がダンベルを背負っているように重くなり、そのままベッドに沈んでいくと感じるほどでした。目を閉じると、眼球の奥底から溶けていくような不快感があり、ひどい偏頭痛にも悩まされました。とくに左足の痛みはひどく、夜に眠れない状態が続きました。

ゴルフコースの近くに居を構えていましたので、友人から誘われてはゴルフ、犬の散歩がてらにゴルフと、ゴルフ三昧《ざんまい》の毎日でした。ところが、気持ちは行きたくてたまらないのに体がついていかず、カート禁止のコースでは、重い足をひきずるようにしてホールを回り、ゴルフの後は、ソファーに崩れ込んでしまう有様でした。

その頃は、人生が楽しいとまったく思えず、体が悲鳴を上げ、SOSサインを出しているのに、どうしてよいかわからず、ハリ治療に頼るしかありませんでした。

そんな折、日本に帰国した際、大阪の梅田にある書店で、石原先生のご著書をふと目にして購入したのです。一読して、目からうろこが落ちた思いでした。

「これ、これだ！　冷えが原因だったんだ！」

実はゴルフを始めてから、ヨガなどのエクササイズを一切やめてしまっていました。そして、ゴルフはカートで移動していたので、ほとんど歩いていません。雨の日は濡れながら、鼻水をたらしながらゴルフをし、入浴はシャワーのみで済ませ、食生活はほとんど毎日、欧米スタイルでした。

これでは冷えてしまうのも当たり前です。

早速、生姜紅茶を飲み始めたところ、不快感が消えていったのです。本当に石原先生のおかげです。

友人にこのすばらしさを伝えたいのですが、欧米人に低体温、冷えを説明しても理解してもらえず、残念に感じています。

今は、先生のご著書を参考に、こんなレシピがあるんだ、とびっくりしながら、生姜料理を食卓に取り入れています。こちらでは手に入りづらいものもありますが、できるかぎり頑張って料理しています。

料理を作るのが、こんなに楽しくなるとは思っていませんでした。石原先生、本当にありがとう存じます〉

⑥生理不順とアトピーが治った

〈私はN市に住むW・S子と申します。31歳です。

石原先生の『生姜で体を温めれば、血液サラサラ病気も治る』を拝読し、とっても元気に健康にパワーアップしました！

お礼の気持ちをお伝えしたくて、手紙を書いております。

石原先生、心からありがとうございます。

生姜紅茶と生姜風呂を昨年11月末から始め、約3ヵ月が経ちました。本当に毎日、やる気があふれ、前向きな気持ちになり、とにかく日々ハッピーなんです。

そのうえ、体が温まったからだと思いますが、生姜紅茶を飲んだ次の日から、隠れ喫煙（1日5本程度、自宅のみで）から脱出できて、真のノンスモーカーになれました。

そのほか、生理不順も改善し、アトピーがほんの少しあった肌もほとんど落ち着き、キレイです。これほど顕著に調子のよさを実感できたのは、生まれて初めてです。これもひとえに石原先生から身体を温めることの大切さや生姜のよさに気づかせていただいたおかげです。

本当に私、生まれ変わった感じです。心も体も元気だからでしょうか、すごくツキもよく

なって強運に恵まれています。石原先生に感謝の気持ちで一杯です。ありがとうございます〉

⑦「治らぬ」と言われた心臓病が改善

〈今日はどうしてもお礼の気持ちを伝えたくて手紙を書きました。W・F子と申します。というのも、先生の本を読んで生姜紅茶を飲むようになってから体調がとてもよくなったのです。

私は30代女性です。今年、拡張型心筋症と診断され、3月末から入院し、4月末に退院する際に、1日の塩分摂取量を5グラム以下にするよう指示を受け、厳格な塩分制限を始めました。

野菜はナトリウムを排泄するカリウムが豊富な生野菜を使ったサラダ。調味料は酢、レモン、マヨネーズ。免疫力を高めるつもりで、緑茶やビタミンCが豊富なオレンジジュースを飲んでいました。

塩分は少なければ少ないほど心臓によいのだと思って味のない食事を摂り続け、1日の塩分摂取量が4グラムを超すことを自分に許しませんでした。まさに、体を冷やす食生活ですね。体温もずっと35度前半で「この体温計壊れてる？」と思っていました（今は36・4度まで上昇)。

厳格な塩分制限にもかかわらず、体調はよくならない。肺に溜まった水も抜けない。横になると苦しくて眠れない。発病してからは寝ても覚めても息苦しい毎日で、平地を歩いていても息が切れ重い荷物を運べなくて、60歳を過ぎた母に代わりに持ってもらった時には、自分が情けなくて涙が出ました。

「この先の見えない苦しい生活がいつまで続くのだろう。役立たずな体で生きるよりいっそ死んでしまいたい」。そんな思いでいた私に、心配した母が差し出してくれたのが、先生の本でした。

多すぎる水分が体に悪いというのは納得です。以前めまいと動悸に苦しんだことがありました。漢方医に相談して苓桂朮甘湯の処方で症状がうそのように改善したことを思い出したのです。

そして、生姜紅茶だったらナトリウムもゼロだし、体に悪いことはないだろうと思い、飲み始めました。すると、2日後におしっこが気持ちよく出て苦しさがマシになり、「これはよいかもしれない!」と感じました。

少量だったおしっこの量は、その後どんどん増えました。今では朝、尿意で目が覚めるほどです。1ヵ月で体重が2キロ減り脚が細くなる思わぬ副効果もありました。

生姜紅茶を始めてから約1ヵ月後、病院に行くと、ＢＮＰ（＊後述）の数値が劇的によくなっていました。以前までは１３００〜１６００あたりを推移していたのですが、前回のＢＮＰ値１５４９からなんと６８０まで下がったのです。

２ヵ月後に、心電図、心エコー、胸のレントゲンをとることになりました。生姜紅茶を飲み続けて、次回先生に嬉しい報告ができることを楽しみにしています。もちろん、ＢＮＰは今でも高い数値ですし、心筋の機能自体がよくなっているのかはまだわかりません。利尿剤、ＡＣＥ阻害剤などの薬も病院の指示どおり服用しています。

でも先生は私を救ってくれました。治らない病と言われる心筋症になり「根本的な治療法は心臓移植だけ。でも薬のコントロール次第で5年以上今は生きられるんだよ」とお医者さんから言われた時は、生きているだけでもありがたいことだと本当に思っていたのです。

でも生きている以上、働いて食べていかなくてはなりません。動かない体を引きずるように会社へ行っていましたが、先の見えない苦しさで心が押しつぶされそうでした。毎日が息苦しいのと、そうでないのとでは一日の輝きが全然違います。今は元気で働けることのありがたさを実感しています〉

W・F子さんの「拡張型心筋症」はご本人がおっしゃっているように、悪化すれば「心臓移植」が根本治療となる。

「ＢＮＰ」というのは、心臓の筋肉から分泌されるホルモンである。狭心症、心筋梗塞、心臓弁膜症、心筋症、高血圧などにより、心臓の力が低下（心不全）し、血液を全身に送り出す力が弱くなると、心臓の負担を減らすため、心筋から血管を拡張するこのホルモンを分泌する。

ということは、「ＢＮＰ」の値が大きいほど、心臓に負担がかかっており、心臓の力が弱っていると判断ができる。

ＢＮＰの正常値は「18・4」以下なので、Ｗ・Ｆ子さんのＢＮＰ値＝１５４９は、相当ひどい「心不全」であったことがわかる。それが短期間で６８０に下がったのは劇的な変化と言える。

また、「1ヵ月で2キロの体重減」ということは、２キロ分の水分が排泄されたことを意味する。

「生姜」の辛味成分のジンゲロン、ジンゲロールは強心剤のジギタリスと同様、心筋を強くする作用がある。Ｗ・Ｆ子さんの今後の心臓機能の回復が楽しみである。

⑧γ《ガンマ》-GTPと中性脂肪が改善

〈Y・K男（67歳）と申します。『「体を温める」と病気は必ず治る』を読んで実行しました。5月の初めから、朝は生姜紅茶がほとんど、たまに人参リンゴジュースです。昼はそば、山イモ、生姜、わかめで、夜は玄米、おかずはできるだけ和食にしています。

長年中性脂肪とコレステロールの値が高くて困っていましたが、食生活を変えてγ-GTPが92↓24、中性脂肪が182↓48と大きく改善しました。

そのほかにも、総コレステロールが238↓183（HDLコレステロールは49↓48と横ばい）、血糖は175↓87、動脈硬化指数3・86↓2・8と変化がありました。それから体温が35・3度でしたが、36・2度まで上がりました。

体重が53キロから48キロまで落ちたことが心配ですが、体調がよいように思いますので、続けたいと思います。アドバイスしていただけますか〉

こうしたお便りに、私は以下のようなアドバイスをした。

《さて、血液検査の一覧表を拝読いたしましたが、実に見事と言うほかありません。これだけすべての検査値を正常化させる薬など、この世に存在しませんし、万が一あったとしまし

ても、薬には、副作用がつきものです。でも、Y・K男様におかれましては、

●γ-GTP高値（西洋医学ではアルコール過剰、私の自然医学では体内の水分過剰）が劇的改善！（正常値60以内）
●中性脂肪も劇的改善（正常値50〜149mg／dl以内）
●総コレステロールも改善（正常値140〜219mg／dl以内）
●HDLコレステロール（動脈硬化を防ぐ善玉コレステロール）は、総コレステロールが減少したのに変わらないので、大変よい
●血糖は正常値110mg／dl未満なので、糖尿病の中程度状態＝175mg／dlであったのに劇的改善
●動脈硬化指数、改善

と、素晴らしいの一言につきます。

体重減少は、これまで体内に蓄積していた余分な脂肪、糖分、水分（何と言っても体重の60％以上が水分ですから）、老廃物を、今の少食（1日2食）により排泄し、本当の健康体になられた証拠です。

今後、同じ食生活を続けられても少しずつ体重が戻られるとは存じますが、肥満の人から先に病気になり死亡していく傾向が強いようですので、体重減少は、メタボリック・シンドロームの予防のためにも大変よいことです。

ただし、今後ウォーキング、スクワットなどの筋肉運動で、筋肉を少しずつ増やしていかれると、健康的な体重の増加が得られると存じます。

「体調が順調」でいらっしゃるのですから、何のご心配もなく、この健康法をお続けくださいませ》

⑨14日で胃炎と抑うつ症状が完治

〈今年1月5日の検診で、胃が全体的に炎症を起こしており、また、ブツブツしたものも見られるので、後日、内視鏡検査を受けるようにと言われました。

私は「これはガン？　私は死ぬのだ」と本気で思いました。

実は、朝、昼、夜と食前に水を飲み、胃腸をきれいにするという健康法を始めて7ヵ月。それまで何ともなかった胃が時々痛み始め、気がふさぐような不快感——家族は笑いますが、本当にふさぐのです——が増していき、ついに人間ドックで調べてもらったところ、そんな診断を受けたのです。

その後、先生の御著書とご縁ができまして、本屋さんから帰ってきてもう必死で読みました。

まず、以下のことから始めました。

●人参、リンゴ、キャベツジュース
●1日1万歩と下半身強化
●早寝早起き
●血液浄化食材を摂り、食べ過ぎない
●カイロと入浴で体を温める

そして、体温は36・8度をキープするよう努めました。

それから2週間後の1月19日、ドキドキしながら内視鏡検査の日を迎えました。結果はなんと全快していました。炎症もなく、ブツブツも消えていました！　たった2週間で！

石原先生、ありがとうございました。おかげさまで助かりました。T・S子〉

T・S子さんのお便りの中にあるように、7ヵ月も無理に水を飲まれたことが、水毒症状を起こし、胃腸の冷えを招き、そこから胃炎や気がふさぐような不快感（抑うつ症状）が現れたのだろう。

「人参リンゴ＋キャベツ」には、消炎作用があり、また、キャベツに含まれる「ビタミンU」は、とくに胃炎や胃潰瘍の特効薬である。

どんな胃腸の症状、病気も、その本人が持っている胃腸の力に対して、飲食物が多すぎることが原因である。よって、「食べ過ぎないこと」を心がけられたのも、胃炎の快癒につながったと考えられる。

そして、1万歩のウォーキング、入浴、カイロなどによって体が温まり、体全体、とくに胃腸の血行がよくなったことも、2週間という短期間で胃炎が全快した要因だろう。

⑩花粉症と便秘が解消して超安産

〈私が石原先生を知ったのは、10年ほど前のことです。

当時はひどい冷え症で、強い薬なしでは便通もないような頑固な便秘持ち、さらに四季を通して花粉症を患っている頃でした。

東京の書店で、先生の『いま〝ニンジンジュース〟が絶対に効く！』という著書を購入した冬、いきなり石原先生のサナトリウムに飛び込み、10日間滞在しました。

石原先生の教えはまさに目からうろこが落ちるような療法で、帰宅後も忠実に実行しました。すると、なんとその春から、10年近く悩まされ続けてきた花粉症も、そのほかの症状とも無縁になり、周囲が仰天しております。

その後、主人のひどかった喘息がほぼ完治し、私は2人の娘を妊娠している時、悪阻《つわり》も皆無、出産も驚異的に軽く、産後も出産したのを忘れるほど元気で、助産師の先生から「大昔の女性みたい」と驚かれておりました。

3歳半、1歳半の娘には、4ヵ月から人参ジュースを飲ませており、彼女たちも類《たぐ》い稀なる健康な子供たちだと周囲から言われます。

先生を知り、何よりも嬉しかったのは、脳腫瘍の再発で命の期限を宣告された親友が、先生のご指導のもと、完治したどころか、素晴らしい男の子を授かったことです。

私にとって石原先生は、健康という、お金では買えない幸せを伝授してくださった救世主です。今後も先生の療法を守り続けていく所存です。N・R子〉

人参リンゴジュースによる水分排泄の促進で、花粉症（アレルギー性疾患＝水毒）や、ご主人の喘息（同じく水毒）が治ったと考えられる。

また、リンゴに含まれるペクチン（食物繊維）やオリゴ糖が整腸作用や腸内の善玉菌の増殖を助け、便秘が改善したと思われる。

お嬢さん方も、水代わりに人参ジュースを飲まれ「すこぶる」つきの健康を保っておられると聞いている。

人参には、人体に必要なビタミン、ミネラルがほぼ全部（約１３０種）含まれているうえに、赤い根菜（陽性食物）なので体を温める作用が強いことが元気の源となっているのだろう。

現代の子供たちは、50年前の子供に比べ1度以上の体温低下があり、そのためにさまざまな病気や不調が起こっていると考えられる。

⑪高血圧が快癒し薬不要に

〈主人は医師で私は薬剤師です。私は調剤薬局に週３日ほど勤務しておりますが、日々服薬指導しながら、いろいろ矛盾を感じます。

血圧、糖尿、アトピー、抗ガン剤など、どの薬も症状を抑えるだけで、原因が治るわけではないため、量がどんどん増えてしまう現状。

また、その薬を本当に自分のためだと信じて一生懸命服薬されている患者さん。

そんな時、石原先生の著書に出会い、今まで悩んでいたことの解答を得たような気がし、さっそく主人と私と私の母と３人、人参リンゴジュースの人体実験を開始しました。

血圧の高かった母と主人は３ヵ月で正常値となり、降圧薬は今では服用しておりません。

本当にありがとうございました。これからは周囲の人に人参リンゴジュースを広めていきたいと考えております。

また、近いうちにサナトリウムにお世話になるかと思いますが、その時もよろしくお願いいたします。Ｉ・Ｉ子〉

当方が経営する保養所（ヒポクラティック・サナトリウム）には、最近、たくさんのお医者さんが来られる。

お医者さんや薬剤師さん、看護師さんなど、医療関係者の方々が、人参リンゴジュースや生姜紅茶などの「自然療法」を体験され、患者さんたちにも伝えてくださり、健康増進に寄与していただくという輪が広がれば、医療費の高騰を抑える一助になるものと確信している。

⑫10キロ減でメタボ予備群脱出

〈石原式健康法を実践し改善が見られましたので報告いたします。Ｈ・Ｓ男（44歳）と申します。

7年前から水分中毒で、麦茶、ウーロン茶、緑茶、水、野菜ジュースなど1日に3リットトル以上飲んでいました。

医師に水分中毒を告げたところ、腎臓にナトリウムが逆流しているかもしれないと言われ、CTと血液検査をしましたが、幸い異常なし。1日2リットルくらいなら水分を摂ってもいいと言われたので、惰性で続けていました。

去年、石原先生のご本に出会いました。幻冬舎の図書目録を見ていて『朝食を抜くと病気にならない』が目にとまり、続いて『「水分の摂りすぎ」は今すぐやめなさい』を書店で偶然見つけました。

現在までに石原先生のご本は30冊以上購入しています。

8月下旬から生姜紅茶と人参リンゴジュース（市販のもの）を飲み始め、9月9日に人間ドックを受けました。

結果は総コレステロール289、中性脂肪99、HDLコレステロール61、LDLコレステロール196、クレアチニン1・1、尿素窒素11・4、尿酸8・3、血糖101、ヘモグロビンA1c5・6でした。

脂っこい物はなるべく避けてきたのにとショックを受けました。

9月下旬から、ジューサーを買い、人参リンゴ＋キュウリジュースを飲み始めました。昼食はなるべくそば、夕食もなるべく身体を温める食材の物を摂り、身体を冷やす水分は極力避け、生姜紅茶、梅醤番茶《うめしょうばんちゃ》、ハーブティーを飲むようにしました。

その後、10月20日に血液検査を受けました。

結果は総コレステロール229、中性脂肪84、クレアチニン0・94、尿酸9・8、血糖99でした。

尿酸がなぜか高く、アロプリノールを朝夕1錠ずつ服用したところ、1ヵ月後になんと3・8で夕のみ1錠になりました（前回は9・8ではなく6・8だったのかもしれません）。

また、腹巻きとズボン下を購入し、シャワーだけの入浴をやめ、湯船に浸かるようにしたところ、頑固な便秘症が治り、便秘薬のプルゼニドをやめました（代わりにプルーンを毎日5粒摂っています）。

体重が70キロから60キロに減り（身長173センチ）、体温が35・7度から最高36・9度になりました。

石原先生のご本を座右に置き、終生石原式健康法を続けてまいります。石原先生のご本との出会いは神の思し召しだと思っています。誠にありがとうございます〉

H・S男さんの手記からわかるように、市販のジュースより、生の人参とリンゴをジューサーでしぼって新鮮なジュースを飲まれる方が、より効果的である。

東京帝国大学（現・東京大学）医学部の内科の教授や都立駒込病院の院長を歴任された二《ふた》木謙三《きけんぞう》博士（1873〜1966）が、「生命なき食物は生命の糧《かて》にならず」との名言を残されている。

つまり、私たちの生命は食べるものの生命で支えられているわけである。生の（命のある）人参リンゴのジュースの効能も、その生命力により醸し出されているのだろう。

腹には、胃腸、肝臓、胆嚢、膵臓、腎臓、膀胱、脾臓など、たくさんの内臓がぎっしり詰まっている。こうした大事な「腹」を「腹巻き」で温めると、各内臓の血流がよくなり、その働きが活発になるので、健康増進に役立つ。

また、腸には免疫細胞（白血球）の一種のリンパ球のおよそ70％が存在しており、ある意味、免疫の中枢と言える。そのため、腹巻きで腹（腸）を温めると、免疫力も大いに高まるのだ。

⑬手足のしびれや頭痛が消えた

〈今年の2月、主人から石原先生の『病気にならない食べ方・食べ物』『「体を温める」と病気は必ず治る』という著書をプレゼントされました。

まるで乾いた砂に水がどんどん吸収されるように本の内容が私の中に入ってきました。

一気に2冊を読み終え、何度も読み返し、私の手足のしびれや時々起こる頭痛は、先生が書かれている水毒によるものとわかり、さっそく人参リンゴジュースと生姜紅茶を飲み、すると症状がなくなりました。先生のおかげと心から感謝しております。

その後も『老化は「体の乾燥」が原因だった！』と『生きる力』を買い求め、何度も繰り返し読んでおります。

今回は67歳になる主人のことで教えていただきたくペンを執りました。

2005年4月に主人は心房細動という病気になりました。治療により治まりましたが、何度か不整脈が起こり（間隔は1年か半年に一度くらいです）、同封しました薬を服用しております。

そこで私と一緒に朝、人参リンゴジュースと生姜紅茶を飲み（先月からキュウリも入れています）、昼はとろろそばを食べ、それこそプチダイエットになり、体重も4キロくらい減り、体調（心臓の具合）も非常によいと言っています。

しかし、7月初めくらいから胸に湿疹ができ始めました。先生の著書にも「目やにや鼻水が出たり湿疹ができるが、それは血液の汚れを外に出すこと」と書かれてありましたので、そのままにしていたのですが、今は胸いっぱいにできています。ちなみに、かゆみはないそうです。

先日、月1回の診察に行きましたら、お医者さんが湿疹をみて人参リンゴジュースはやめるようにと言われたそうです。とはいえ、前立腺のPSA値も4・7とグレーゾーンのため、私としては、このジュースを飲み続けて血液の汚れを外に出し、先生がおっしゃるように、医者要らずの体を2人で目指したいのです。

主人も月曜日と金曜日の2回くらいにしてみようかと言っています。いかがでしょうか。また、この湿疹はどうしたらよいでしょうか。よい対処の仕方を教えてください。よろしくお願いいたします。S・E子〉

このS・E子さんのお便りには、以下のような返信をした。

《さて、ご主人の心房細動ですが、自然医学的には、「水分過剰」が原因です。「水分⇅冷え」を改善しようと、脈拍を増やして体温を上げようとする反応が心房細動＝不整脈＝頻脈です。

湿疹も、体内の余分な水分を体の表に出して体を温めようとする反応です。つまり、湿疹で体内の余分な水分を排泄しているからこそ、心臓の調子がよい（不整脈が改善している）わけです。

従って、日頃、水分の摂り過ぎをおやめになり、むしろ入浴、サウナ、運動、生姜紅茶などによって、発汗、利尿を図られることが肝要です。
「人参リンゴジュース」はあらゆる病気や健康増進に役立ちますが、「水分摂取」ということにもなりますので、発汗や利尿を十分にされるという条件で飲用されると一番よいのですが。

でも、目くそ、鼻くそ、大・小便、汗、湿疹など、出てくるものは、すべて体内の老廃物を排泄しているということなので、健康によいことです。何事も「調子がよい」「気分がよい」ことを継続されるのが一番と存じます》

⑭糖尿病、高脂血症、肥満を克服

〈72キロから83キロに体重が急に増えた2003年頃から、陰部や全身のかゆみ、のどの渇きを感じるようになりました。翌年人間ドックを受けたところ、糖尿病、高脂血症、脂肪肝、肥満、左周辺網膜変性症（糖尿病性網膜症）と診断されました。

検査値は、γ-GTP88（正常値60以内）、中性脂肪273（正常値50〜149）、総コレステロール271（正常値140〜219以内）、ヘモグロビンA1c7・9（正常値4・3〜5・8）、血糖値177（空腹時血糖、正常値110未満）、381（2時間後血糖）、体重77・3キロ（身長172センチ）でした。

以前、福祉関係の仕事に携わっていた時に、糖尿病を患った方々が、腎不全などの病気を併発されて亡くなっていく姿を目の当たりにしました。自らが糖尿病と診断された時には、死への現実を突きつけられた思いでした。

一般の治療方法では糖尿病は治癒しないことを理解していましたので、なにかよい方法はないかと思っていました。何気なく立ち寄った書店で、先生のご本『「体を温める」と病気は必ず治る』（三笠書房）にめぐり合い、その場で購入しました。

毎日人参リンゴジュース（人参2本、リンゴ1個）、生姜紅茶（4杯程度）、また昼はとろろそばを摂るようにしながらウォーキングやサウナを実践したところ、体重は2ヵ月で72キロまで減少しましたが、それ以上は思うように減少しませんでした。

そこで、石原先生が実践されている1日1～1・5食（朝は人参リンゴジュース2杯、生姜紅茶1杯、昼は、お腹が空いた時のみ、みそ汁、チョコレート、ヨーグルトなどを摂る）という食事を実践したところ、2005年の健康診断では、次のような結果となりました。

γ-GTP30、中性脂肪134、総コレステロール235、ヘモグロビンA1c5・2、体重66キロ。

また、最近の状況としては、ヘモグロビンA1c5・1（2006年）、との検査結果から、現在は、糖尿病と無縁の生活を送らせていただいております。本当にありがとうございました。

蛇足ですが、私の体験を聞いた兄は毎日生姜紅茶の摂取を心がけたところ、1ヵ月ほどで6キロ（72↓66）の減量に成功したらしいです。C・K男〉

C・K男さん（40歳）ご自身がおっしゃっているように、1〜2ヵ月の血糖値の平均を見るヘモグロビンA1c7・9は、中程度の立派な糖尿病である。放置したり、治療しても血糖のコントロールが十分に行われないと、失明や腎不全（人工透析）にいたる可能性があった。

それを薬は一切服用されず、食事療法とウォーキング（1日1万5000歩を目標）のみで、3ヵ月足らずの間に完全に糖尿病を克服された。その後も少食生活を続けられた結果、ヘモグロビンA1cの低下、中性脂肪の完全な正常化、コレステロールの低下に成功されたという素晴らしい症例である。

⑮西洋医学に頼らず子宮ガン消失

〈サナトリウムで、お世話になっていますY市のK・K子と申します。

私は子宮ガンがなくなることを目指して生活を変え、習慣を変えていたのですが、先日主治医の検診を受け、ガンが消失していると診断されました。本当に自分の身にそんな現実が起こり、あまりに嬉しくて先生に早くご報告申し上げたく、先日は突然電話をしてしまいました。

私は母や叔母、叔父と、身近で大切な人がガンで苦しみ、変わり果てた姿で亡くなっていくのを見ておりましたので、「次は私?」とばかりに、ガンに対する「恐怖」にもともとあふれていました。

とはいえ、私はまだ初期のうちにガンであることがわかったので、手術をしてさっさとガンをとってしまったら、とりあえずは恐怖から解放されたのかもしれません（もちろん再発という次の恐怖が待っていたのかもしれませんが）。

でもなぜか、手術せずに治したい！　とこだわり続けた先には、心も体も入れ替わったような大きな喜びがありました。

「自分で作った病気は自分で治せます」という、まさに先生のお言葉を信じ、本当によかったです。

7月にサナトリウムに行った時、先生が「手術をしたらいいんじゃない?」とおっしゃり、それでも私が「何かわからないけれど手術したくないんです」と言ったら、私の顔をじっと見て「あっ、あなた気が強そうだから大丈夫だ」とおっしゃってくださいました。今考えると、先生は私に覚悟を試したのかしらと思います。

せっかくムダな肉も落ちてスッキリとした体になったので、「1日1食」「人参リンゴジュース」「生姜紅茶」といった健康にいい習慣をこのまま続けていきます〉

どんな動物も人間も、ある程度以上の病気になると「食欲不振」に陥り、また「発熱」することで治そうとする自然良能が働き出す。

とすると、「病気を治す方法」は、突き詰めると「少食にすること」と「体を温めること」の2つしかないわけである。

K・K子さんも、「究極の少食」＝「1日1食」と「生姜紅茶と人参リンゴジュース」の温め生活で、難病を克服されたと言ってよい。

また、子宮が位置するへそより下の下腹部に腹巻きを常時着用してもらった結果、子宮への血流がよくなったことも奏効したのだろう。

⑯少食で母乳の出がよくなった

〈さて、私はあれほど先生のご著書のお手伝いをさせていただいたにもかかわらず、「産後はたくさん食べねば」と、無理に1日3食摂っていました。

なぜなら、「たくさん食べないと元気にならない、母乳も出ない」と入院中に再三注意されたためです。

初産《ういざん》で不安も大きく、看護師さんに「赤ちゃんのためにたくさん食べて！」と顔を見るたび叱咤されると、少食生活の快適さを知っていたはずなのに「頑張らねば！」と無理に食べてしまいました。

そのため、入院中はもちろん、退院後もなかなか体調が戻らず、母乳の出もよくありませんでした。

こんなに苦労して食べても体にいいわけがないとやっと気づき、朝だけ断食に戻したところ、体も楽になり母乳も出るようになりました。

また、産後1ヵ月で体重は元に戻り、2ヵ月で体型も戻って、妊娠前のジーンズが入るようになりました。一方、子どもの体重は順調に増えています。これもまた、石原先生のおかげです。N・S子〈41歳〉

⑰極度のだるさや便通が改善

もう一つ、32歳の女性Wさんの話を紹介しよう。

〈2人目の子供の出産後、強度の倦怠感、便秘と下痢の繰り返し、むくみ、肩こり、頭重感などの不定愁訴が6ヵ月以上も続きました。

出産後7ヵ月目のある日、急に嘔吐をし、その後もむかつきが続き、ほとんど1週間、飲食物が摂れない状態が続きました。

家族の者からは、入院をすすめられましたが、乳飲み子と3歳の息子の2人がおり、とても入院できる状態ではありませんでした。

ときどき、お茶をチビリチビリ飲んだり、水を口に含んだり、みそ汁をほんの少量摂るなどしていたら、8日目に大便と小便が大量に出て、むくみや倦怠感がうそのように消失し、気がついたら肌がツルツルになっているのです。

ひょっとしたら、食べないほうが体によいのかも？　と思っている時、母が石原先生の著書『石原式朝だけにんじんジュースダイエット』を買ってきてくれました。

さっそく読むと、「断食」こそ、病気を治し、健康を増進する方法と書いてあるではありませんか。

それ以後、朝は気分により、人参リンゴジュースを飲んだり、生姜紅茶を飲むだけにし、固形食を摂らないようにしたところ、体調はよくなるわ、乳の出はよくなるわで、これまでの不調がうそのように消えてしまいました。

「食欲のない時には無理して食べなくてもよい」ということがわかったことも、私のこれからの健康生活の大きな糧になるように思います。

本当にありがとうございました〉

N・S子さんもWさんも「少食にしたら母乳の出がよくなった」ことを経験されている。

30年以上も前になるが、某日赤病院の小児科医が、「出産前後に母乳を出すためにと頑張って大食いした母親の乳の出が悪く、逆に、ごく少食にすると乳の出がよくなる」ことを学会に発表されたのを思い出した。

人体には、「吸収は排泄を阻害する」という生理的鉄則があるので、食べる（吸収）ほど排泄（母乳の出）が悪くなるのだと考えられる。

ちなみに、Wさんはごく少食にしたら、大・小便の排泄もよくなって、すこぶる体調がよくなったことも経験されている。

⑱治る見込みなしの大腸炎が完治

〈ほとんど病院と縁がなく、健康優良を信じて疑わなかった私が、潰瘍性大腸炎を発症したのは18歳の秋でした。

医師から、この先完治する見込みはなく、生涯入退院を繰り返すことになるでしょうとの宣告を受けてから4年。絶え間ない腹痛と下痢で日常生活すらままならなかった日々を思うと、現在の健康は夢のようです。

病状初期の段階で石原先生の断食療法に巡り会っていなかったら、今でも闘病を続けていたに違いありません。朝、目が覚めて体調のよさを実感するたび、ご縁をいただけたことに感謝する毎日です。

体調不良の兆候が現れたのは高校卒業後の夏に遡《さかのぼ》ります。

9月から米国の大学に入学を控え、受験から解放されてほっと一息ついたものの、対人関係において大きな悩みを抱える時期でもありました。顔と脚の尋常でないむくみと、便に時折混じる血を怪訝《けげん》に思いつつも、深く気にかけることはなく予定どおり渡米しました。

予想外に寒い留学先では、新環境からくる緊張感と不規則な生活リズム、脂質、糖質に偏った食事、そして運動不足が病状の進行に拍車をかけたようです。

下血の量は次第に増え、貧血から、動悸、眩暈《めまい》、だるさなどの症状も覚えるようになりました。また大量の寝汗をかき、夜中に何度着替えても朝になると布団がぐっしょり濡れている状態でした。2ヵ月も経たないうちに、異常を感じ取った母に説得されて緊急帰国し、潰瘍性大腸炎という病名を初めて知ることになりました。

診断を受けてすぐ投与された鉄剤やステロイドなどの薬品は体に合わず、西洋的な薬による治療は続けられないと実感しました。

そんな折に断食療法を長く続ける叔母からすすめられたのが伊豆のサナトリウムです。

初めて石原先生に診察していただいた時のことは忘れられません。

私の胃の上を叩かれてぽちゃぽちゃと水音がするのを確かめられると、「水毒です」とおっしゃって、冷えから余分な水分が溜まり病気にいたる因果関係を鮮やかに説明してくださいました。

それまでは病因は解明されていないと信じていたので、その明快な理論に目からうろこが落ちるような思いでした。

何よりも先生の気さくなお人柄が、痛みと不安で暗く落ち込んだ心にはこのうえなくありがたく、「絶対治りますよ」と断言していただいたことを励みに、この療法で治そうと決心しました。

断食の効果はすぐに現れ、下血の量も下痢の回数も驚くほど少なくなって、翌年の2月には復学できるほどに回復しました。

留学先では人参ジュースなどの入手が困難なため、日本と同じ食事療法は続けられませんでしたが、それでも少食と体を温めることに留意して体調を保ち続けました。

朝食の代わりに紅茶に粉末生姜を混ぜたものを飲み、また腹巻きの着用は常に忘れず、寒い季節には使い捨てカイロを重宝しました。それでも学期末にはどうしても体力が衰えてしまうので、冬と夏の長期休暇中には必ずサナトリウムでの断食で一気に回復してまた新学期に挑む、という生活を繰り返していました。

発症から2年目、期末試験を終えたのち症状が急激に悪化し、水を飲んでもお腹を下して、脱水症状と体力の消耗とでほとんど寝た切りの状態になってしまったことがありました。

そのため、友人たちには入院を強くすすめられましたが、数日後の帰国まで耐えられたらサナトリウムで回復できるとの思いで、西洋的な施術を断固拒否し続けました。

今にしてみると究極の選択だったと思います。なんとか伊豆に辿り着いて2週間近い断食を続け、危険な状態からは脱することができました。

そしてこの時を最後に症状が完全に治まり、痛みに苦しむことのない生活が蘇《よみがえ》りました。潰瘍性大腸炎が完治した現在でも、石原先生に教えていただいた健康法は守り続けています。

朝食は摂らず、魔法瓶に詰めた生姜紅茶を午前中ずっと飲み続け、昼は小豆を炊き込んだ玄米に大根おろしとおみそ汁。夜の食事にはとくに制限を設けませんが、野菜を主とした和食を好んで食べます。

闘病生活から得た収穫として、目で欲しいと思うものと体が摂りたいとするものの違いがわかるようになったことがあります。

以前は牛乳や甘い砂糖菓子、塩味の薄く水分の多い陰性食品に嗜好が偏っていましたが、今ではあまり食べたいという欲求が起こりません。

また、体の出す冷えのサインに敏感になり、体温の低下を未然に防げるようになりました。盛夏でも腹巻きを欠かしたことはありません。

症状が出てしまった病気を治癒するだけではなく、未病の段階で発症を防ぐ術を身につけさせていただいたと、心から感謝しております。〈N・H子〉

N・H子さん（28歳）は、ヒラリー・クリントン前国務長官と同じ米国の名門中の名門の女子大を見事に卒業された才媛《さいえん》である。

現在は、朝は生姜紅茶、人参ジュースで済まし、昼食は摂らず、1時間の散歩、夕食のみという1日1食を実践されている。

色白でふっくらとしたかわいらしい美人で、誰が見ても1日1食とは思えぬほど血色もよく、健康そのものの生活をされている。

⑲肝臓を温めてC型肝炎が改善

〈私のC型肝炎が、石原先生の『「体を温める」と病気は必ず治る』を読み、体を温めたらよくなったので参考までに紹介します。

毎年10月頃に行う定期健康診断では、1997年まではGPT、GOTはともに25前後でした（※GPT、GOTとも肝機能検査で正常値は「40」単位以内）。

ところが1998年の定期健診でC型肝炎が発見されました。

輸血を受けたこともないし、感染経路の心当たりといえば20年ほど前に歯を治療したこと と、毎年の定期健診で採血したぐらいです。

1999年初めより、漢方薬の服用と、強力ミノファーゲンCの注射（60cc週3回）を行いました。

漢方薬のほうは副作用（頭が重くなったと記憶していますが定かではない）で2〜3ヵ月ぐらいで中止し、注射のみとなりました。

GPTは150〜200くらい、GOTは50〜100くらいを長らく上下していました。

2002年3月にGPT150だったのが6月には60に、GOTも30に急降下しました。

注射以外に薬も飲まないし、民間療法もしていないのに、どうしてよくなったか不明でした。

いろいろ考えると、5月の初めに庭木の枝切りで、右側の肋骨の最下部を傷め外科に通い、電波による温シップで20日間ほど温めたのが効いたのかもと思っています。

このシップの効果は電波によるものか熱によるものか疑問でした。

2003年の3月にはGPTが180になったので、家にあった「電気あんか」(30センチ角ぐらいの薄い座布団のようなもの)を利用してみようと、毎晩布団の中で肝臓の近くの背中を1〜2時間温めました。

なんと、7月にはGPTは80に、GOTは40に下がりました。

しばらく「電気あんか」を止めていたら、9月には160に上昇したので、また「電気あんか」を使用したら、10月にはGPTは50に、GOTは30に下がりました。そして11月も12月もほぼ同じでした。

これで、どうやら肝臓近辺を温めるとC型肝炎に効果がありそうなことがわかってきました。A・R男(79歳)〉

人体内のあらゆる臓器が、血液が運んでくる水、酸素、さまざまな栄養素、白血球、免疫物質、ホルモンなどによって「生きている」。従って、臓器への血流が悪くなる(冷える)

と、臓器の働きが悪くなるし（不調、病気）、臓器（患部）を温めて血流をよくしてあげると、病気が治る力が強くなる。

C型肝炎の治療にはインターフェロンによる療法が一般的だが、抜け毛、うつ、免疫力の低下といった副作用もよく問題にされる。

しかし、肝臓の部分（右上腹部）を温めるだけで、肝機能値が劇的に改善しているA・R男さんの症例は、同病で苦しむ人の光明になるだろう。

⑳甲状腺機能低下症の不調が消失

〈石原先生の本、『「体を温める」と病気は必ず治る』を読みました。

私は、バセドウ病と診断されました。

治療方法として、当初は抗甲状腺薬を服用しましたが、薬によるアレルギーを起こしたため、放射性ヨード（アイソトープ）治療に切り替えることになりました。

しかし、この治療により、甲状腺が小さくなり過ぎてしまいました。その結果、甲状腺機能低下症となり、ほとんどの薬でアレルギーを起こす体質になってしまいました。

そして今度は、甲状腺機能低下症のため、「チラーヂンS」という甲状腺ホルモン剤を服用することになりましたが、薬を飲みましても、冷え、だるさ、むくみ、体重増加、肌荒れ、風邪など、さまざまな不快な症状は解消されませんでした。

足がだるすぎて、眠れない日もありました。また、薬アレルギーになったことで、風邪を引いた時も頭が痛い時も一切薬が飲めないことから、私はこの体と、これからどうやってつきあっていけばいいのやらと、毎日とても不安で憂うつでした。

そんな時、先生の本に出会えました。それまで、いろいろな健康情報に振り回されていましたが、それらを全てやめ、先生の本に書いてある全てを実行しました。

すると、体重は54キロから45キロへ。むくみもなくなり、風邪も引かなくなりました。今では、体調が悪くなりましても、どうしようと心配することもなくなりました。温めれば大丈夫！　ということがわかり、もう安心です。症状への具体策を事あるたびに読んでいます。本はボロボロになってしまいましたが、カバーを付け替えて愛読しています。

この本のとおりにしますと、いつも治ります。先生には感謝してもしきれません。せめてお礼の手紙でもと思いまして、手紙を書かせていただきました。これからも温めます。M・K子（41歳）〉

甲状腺から分泌されるホルモン（サイロキシン）は新陳代謝をよくする作用がある。つまり、「体を温める」ホルモンである。

最近の日本人の体温は50年前に比べ1度以上低下しているため、甲状腺の異常を訴える人が増えている。

体温を上げるべく、甲状腺の働きをよくしようという本能が働き、それに成功した状態が、甲状腺機能亢進症＝バセドウ病（体温上昇、発汗、イライラ、高血圧、体重減少、震えなど）で、それに成功しない状態が甲状腺機能低下症（むくみ、体温低下、体重増加、動きたくない、考えたくないなど）である。

西洋医学的にはまるで正反対の病気だが、原因は同じ「体の冷え」＝「低体温」なのである。

従って、M・K子さんのように西洋医学的「治療」により両極端な「病名」がつけられる状態になることもあり得るわけである。

しかし、とにかく「温めれば大丈夫」であることを、M・K子さんが悟られたのは正解で、病気の成り立ちを考えると、それは明らかである。

㉑念願の第二子に恵まれた

〈先生の著書『「体を温める」と病気は必ず治る』のとおり、私自身毎日生姜紅茶を飲み、カイロや腹巻きでお腹と背中を温める生活をしておりました。

前回の手紙では書いておりませんでしたが、その頃から私は第二子を授かるのを望んでおりました。体を温める生活を始め、2ヵ月目になんと妊娠に気づきました。これは、体を温めた生活をしたからなんだと思い、嬉しくてまた、このように手紙を書きたくなりました。

本当にどうもありがとうございました。今はまだ3ヵ月目ですので流産等気をつけながら、生活をしていきたいと思います。Y・K子〉

最近不妊症の人が増えている。

その一つの原因は食べ過ぎである。「貧乏人の子だくさん」という古くからの言葉もあるが、現に、アフリカや東南アジアなど食料の乏しい地域や国々には、たくさんの子供がいる。

一方、飽食の欧米や日本では不妊症で悩んでいるカップルが少なくない。

私自身を含めて、団塊の世代（1947〜49年生まれ）は、日本が食料不足の真っただ中で生まれた世代だ。

両親とも食うや食わず、またはイモや野菜にありつければよい、という「空腹」の状態の時、たくさんの子供が生まれたのである。

1匹のオスが数十匹のメスを従えるオットセイの世界では、交尾の時期には、オスがほとんど餌を口にせずメスと生殖活動に励むという。

こうした事例に鑑みると、「空腹」のほうが生殖力は強力になることがわかる。

もう一つの不妊の原因が、子宮や卵巣の働きの低下である。これは、へそから下の「冷え」で子宮や卵巣への血行が悪くなり、その働きが悪くなることが大きな原因である。従って、「腹巻き」だけで不妊症の人が懐妊するということも珍しいことではない。

㉒薬に頼らずうつを克服できた

〈こんにちは、O・H男（30歳）と申します。

私がうつで苦しんでいた時に診察やアドバイスをいただき、本当にありがとうございました。

抗うつ剤や睡眠薬に頼らず、人参リンゴジュースや生姜紅茶・シソなどを用いた食生活や、ランニングなどの運動習慣、生姜風呂やサウナで余分な水分を出し体を温める習慣など、手軽に実践できるアドバイスをしていただきました。

おかげさまで、暗くうつうつとしたどん底生活から抜け出すことができ、自分の健康にも自信が持てるようになりました。ここまで導いてくださった先生に感謝の気持ちで一杯です。本当にありがとうございました。

諸事情で会社にはまだ復帰していませんが、今の仕事にこだわらず、今後自分が何をしていきたいのかを見つけたいと思います。

私は先生のように、イキイキと仕事をして多くの方を健康に導き喜びを与える生き方に、とても憧れを感じます。分野は違えど、私も多くの方に喜びを与えられる生き方を目指していきたいと思います。

うつを通して、健康は人生の貴重な財産であることを実感しました。今後とも先生の著作を読ませていただき、家族共々健康について勉強していきます〉

「うつ」は、ハンガリー、フィンランド、スウェーデン、新潟県、秋田県、岩手県、青森県など、北欧や北日本など寒いところに多発する病気である。

また、寒い時季、11月〜3月頃に発症したり悪化することが多いこともわかっている。自殺者の90％は「うつ病」か「抑うつ状態」にあると言われているが、自殺する時間で一番多いのは、体温や気温が一日のうちで最低になる午前5時であることが統計的に明らかにされている。

そのほか、うつの人は午前中が絶不調で、午後になると少し調子がよくなることが多いのも、午前中は体温が低く、午後は少し上昇するからだろう。

従って、O・H男さんは、生姜紅茶、シソ、ランニング、生姜風呂、サウナといった「温め」三昧の生活を実践されたことが「うつ」の改善に結びついたと考えられる。

㉓体温と食事に留意しガンを克服

この項では、ある患者団体の代表を務めるY・Y子さんの辛らつな意見を紹介したい。

Y・Y子さんは、70歳の女性だ。6歳の頃から、ほぼ完全に、目や耳が不自由になられ、ご主人は彼女の手の平に指で文字を書いて、意思の伝達をされている。

そのY・Y子さんが、ガンをはじめとする高血圧、糖尿病、高脂血症といった生活習慣病に対する西洋医学の治療法を以下のような明快な論調で断罪されている。少々長くなるが、すべての文を紹介したい。


〈ガンを発病したと医師から宣告されると、患者である私たちは二つの選択肢を考えます。

一つは、通常の西洋医療の中の三つのいずれか一つ、もしくは二つ。症状に応じて手術、抗ガン剤、放射線のいずれか。

二つ目が人間の持つ自然治癒力を引き出すための代替医療。

西洋医療がたったの三つしか選べないのに比べて代替医療はたくさんあります。たくさん選べれば心強くかつ安心です。

しかしながら、周囲のほとんどの人は、抗ガン剤や放射線療法を医師の言うままに受け、回数を追うごとに副作用も激しさを増し、血行障害からくるさまざまな症状に苦しみながら、肺炎や意識不明にいたって生命を閉じます。

ちょっと待って！　抗ガン剤はやめたほうがいい！　死んでしまいますよ！

医療を信じてひたすら苦痛に耐え抜いて戦い続けている人に向かって言えない言葉。

信念とまじめさと医師への信頼を覆すような本人にとって残念な言葉を、周囲の人は言えないで、これまた苦しんで見守るしかない過酷な現実。

人類初の月面到着、足跡を記した１９６９年以後、アメリカは「ガン征圧戦争」を繰り広げました。月を征服したアメリカにガンが征圧できないはずはないとのニクソン大統領の号令一下、ガン研究が開始されたのだけれど、これは5年であっけなく終わってしまいます。

本来なら、さらなる宇宙開発に使うことのできた莫大なお金が、ガン研究のために無駄になりました。ガンは解明されません。

次にベトナム戦争を終結させたフォード大統領は、「栄養問題特別委員会」を上院議会に設置し、ジョージ・マクガバンを委員長に、19世紀からの栄養状態と病気との関連を調査します。なぜなら、150年前までのアメリカには、ガンも心臓病も脳卒中もほとんど存在していなかったからです。

そして2年の間に、栄養学者、科学者、医師ら3000を超える人々が報告を提出し、1977年、この調査は「マクガバンレポート」としてまとめられています。

アメリカの上院議会が栄養問題に取り組んだとは素晴らしいことではないでしょうか？　レポートの主旨は大きく分けて二つ。

一つに、現代の間違った食生活が、ガンをはじめ、心臓病、脳卒中、糖尿病、高脂血症、高血圧といった六大死亡原因の病気を作り出した。この間違った食事を改めて病気を予防するしか健康になる方法はない。

二つに現代の医学は薬や手術や放射線だけに偏り過ぎ、栄養に目を向けず、間違った医療を作り上げてしまった、こういうのです。

「先進国のわれわれは馬鹿だった」とジョン・F・ケネディの末弟が嘆息したといわれています。

いわば、食事が偏り病気になる食源病を知らない医者に現代病を治せるかということです。

１９８７年になると、40人の上下両院議員の連名で(おお！　またもや国会議員がである)非通常療法のことを調査する専門プロジェクトを創設しました。

つまり末期ガンでもたくさん治している代替医療の詳しい調査です。栄養問題にしろ、通常療法ではなく代替療法にしろ、つまり民間医療の調査を国会議員が行って国民に知らせるというあり方が、果たして日本にあったでしょうか？

未だかつて日本の衆・参両議院でそのような調査をしたとは聞いたことがありません。

ましてや、病院の医師からガンを予防するには、あるいはガンの手術の後はこのように食事内容を変えるといいですよとか、このような民間療法が体質改善に役立ちますよとか、そんなことは聞いたこともなく、そしてたくさんのガン難民が溢れているニュースだけが巷《ちまた》にあふれています。

さらに１９８５年、アメリカの国立ガン研究所の所長が上院議会で、「抗ガン剤ではガンを治せないことが理論的にはっきりした」と証言したのです。

１９８８年にいたると、抗ガン剤は増ガン剤だとレポートで発表しています。そして、「証明されたガン治療法はない」とはっきり言い切っています。

それを境にアメリカは、ガンで死亡する人が減ってきたのです。つまり、食事と代替療法を使うことでガン患者は少しずつ減ったのです。

末期ガンや治らないガンについては、メキシコに行くと薬があると、日本でいつの頃から言われるようになりました。

だからお金持ちの人々は莫大なお金を使ってメキシコに行き、治ると言われればどんなに高くてもその薬を使う病院に入院しました。実は1987年にアメリカ上下両院議会で非通常療法の調査プロジェクトを発足させるまでの50年間余り、代替療法は先進諸国の西洋医学界から排斥、追放され続けていました。

裁判にかけられたり本国で仕事ができなくなったり、医師免許を剥奪《はくだつ》されたりとさまざまな迫害を受け、メキシコに逃れてそこで代替療法を行うようになりました。自然治癒力を促す治療法を生業《なりわい》とする医師たちが、そこにたくさん集まって治療を施しています。

こうして、世界中から、現代医療で治らなかったり見放されたりした人々が、わらをもつかむ思いでメキシコへと向かって行くことになりました。

けれどもこの現象は1990年を境に大きく変わり、アメリカでは国家で代替療法も通常療法も選択できるようになって、ガンという病気は減る傾向になったのでした。

では、アメリカの動向を見て真似をするのが上手な日本は？

悔しいことながら、今日までガン患者は増え続け、今や年間36万人がガンで死亡しています。

１９８８年、アメリカの国立ガン研究所の所長が「抗ガン剤はガンを治せないだけでなく、増ガン剤である」と発表したのを受け、確かに日本癌学会でこの証言を取り上げてはいます。しかしながら、それだけでありました。

相も変わらず抗ガン剤は使い続けられています。副作用で苦しみ続け、お金もたくさん使って死んでいく人が跡を絶ちません。

日本では、１９７５年ころはガン死者数は13万人くらい、２０１２年で36万人くらいと言われます。一方、医師の数は１９７５年で13万人、30年後で30万人くらいに増えましたが、ガンをはじめとする疾病のある人々は増加の一途を辿りました。

アメリカと日本のガン治療に関する経緯を駆け足でざっと勉強してみました。

ガンをはじめとする生活習慣から発生する慢性病は、現代医療の薬物や放射線では治癒は困難だということが判りました。

代替医療も食事療法も医学部では学ばず、ひたすら薬物の名前を暗記し、マニュアル通りの対症療法を施している病院と、それを信じる私たち国民相互で、間違った医療を作り上げてきたとも言えるでしょうか。

病院の素晴らしさは、災害や交通事故等による外傷への対応、急性薬物中毒、そして細菌による伝染病の治療などの際に現れます。こんな時は一刻も早く病院に駆けつけるべきです。

白衣の医者や看護師たちはこんな時、魔法のように生命をつなぎ留め、治癒へと導いてくれます。しかし、パーキンソン病、アルツハイマー病、膠原《こうげん》病など、たとえそれが生活習慣から発生する病だとしても治して欲しいと願うのは、果たして贅沢なのでしょうか？

抗ガン剤、ステロイド剤、高血圧や高コレステロール薬、鎮痛剤や消炎剤など、ほとんどの薬剤は副作用があることはよく知られてきました。しかし、これらの薬剤は緊急の時、たとえば気管支喘息やアトピー性皮膚炎など、緊急の場合にはよく効くので、一時的には必要です。主人も何度か喘息の発作で命を救われました。

何がいけないかと言うと、こうした薬剤を何ヵ月も何年も使い続けることでしょう。高血圧の薬剤を飲み続けると目の見え方がおかしくなったという人もいます。

まともな眼科医ですと、どんな薬を服用しているかと聞くでしょう。コレステロールを下げる薬剤も、飲み続けると筋肉が溶けてしまうことは、近年知られるようになりました。付け加えるなら、血圧やコレステロールはやや高めの人が長生きするというデータも見られるようになりました。

ここ数年、メタボブーム花盛りです。医学界で決めるガイドラインの数値がどんどん下がってきました。これでは国民の３分の２以上が「病気」と規定されてしまって、医者から出される薬剤をせっせと飲んで、どんどん本物の病人になってしまうでしょう。

現に私の所にもメタボ健診の通知が来ます。さぼっていると、再度通知が来ます。「無料だから検査ぐらいやっておこう」と主人は出かけて行きました。「悪玉コレステロールの値がちょっとだけ高いと言われたよ」ということです。

白血病など一部のガンには抗ガン剤が有効だからと、ほとんどのガンに抗ガン剤を使っていますが、平均的に３年前後で命を落とし、「あの人はガンで亡くなった」と人は言うものですから、ガンという病が恐ろしいものだとの根強い考え方がいまだに蔓延しています。病院で施す医療に対する無知の最たるものではないでしょうか？

血行が阻害されると、体は冷えてしまって、内臓と全身が硬くなって、あちこち炎症を起こします。こうなると、不眠症やイライラをはじめ、不快な症状が出ます。頭痛の薬を飲み続けていたら胃ガンを発症し、高血圧の薬で不調が続いたと思ったらある日、血圧が急激に下がって命を落としたと聞いたこともあります。ちょっとした不快な症状から薬を飲み始め、どんどん薬の種類や量が増加し、本物の病人が作り上げられる日本は、国民の健康観が健全ではないのかもしれません。


畑の作物、海の魚と貝と海藻など、あるいは日本人の知恵である発酵食品で、人体の細胞は日々再生されています。人が何を食べるかで人体の質も決まっていると言われます。

「孫は優しいを食べればいいんだよ」と主人が突然言いました。

「えっ！　孫は優しい？」

何のことかと思ったら、マは「豆類」、ゴは「ごま」、ワは「わかめなどの海藻類」、ヤは「野菜や穀類」、サが「魚類」、シが「しいたけなどのきのこ類」、イが「イモ類」。

これを感謝して食べればいいのだと主張します。

「古来からの日本の食事が健康を司る腸内細菌を丈夫に作り、そしてガンも生活習慣病も退治してくれるので、体温と食物に留意することが養生《ようじょう》なのだ」――これこそが、肝臓ガンを発病して10年以上を経て、また、30年来続いたひどい気管支喘息を何とか克服した私たちが学んだことなのです。Y・Y子〉

舶来品を信奉し、何でもかんでも米国の真似をする日本が、こと、ガンに関する治療法に関しては、人参リンゴジュース、断食、瞑想、温熱療法、数々のサプリメントなどの代替療法を真似することなく、かたくなに、手術、放射線、抗ガン剤の三大療法に固執しているのは、不思議でさえある。

Y・Y子さんは、目と耳が不自由でおられる。目も見え、耳も聞こえ、医学の勉強も十分にされている日本の医師たちは、Y・Y子さんの真実を言いあてている洞察力の鋭さを、一体どう思われるのだろうか。

石原結實

1948年、長崎県に生まれる。医学博士。長崎大学医学部卒業、同大学院博士課程修了。血液内科を専攻し、長寿地方として有名なコーカサス地方やスイスなどで最前線の自然療法を研究。イシハラクリニック院長を務めるかたわら、伊豆で健康増進を目的に「断食道場」を主宰する。ここでは、すでに約5万人が「ニンジンりんごジュース断食」を体験。国会議員、女優、大学教授なども多数参加している。また、テレビの健康番組でのわかりやすい医学解説にも定評がある。

著書にはベストセラーになった『「体を温める」と病気は必ず治る』(三笠書房)、『「半断食」健康法』『自分の好きな物だけ食べれば病気は治る・防げる』(以上、講談社+α新書)、共著には『ガンが逃げ出す生き方』『病気が逃げ出す生き方』(以上、講談社)などがある。

講談社+α《プラスアルファ》新書 226-4 C

医療《いりょう》が日本《にほん》を殺《ころ》す!

国民が医療から命を守る13の方法

石原《いしはら》結《ゆう》實《み》

2013年7月22日第1刷発行

発行者——鈴木 哲

発行所——株式会社 講談社

東京都文京区音羽2-12-21 〒112-8001

電話 出版部(03)5395-3532

販売部(03)5395-5817

業務部(03)5395-3615

カバー写真——Getty Images

デザイン——鈴木成一デザイン室

本文組版——朝日メディアインターナショナル株式会社

カバー印刷——共同印刷株式会社

印刷——慶昌堂印刷株式会社

製本——牧製本印刷株式会社

定価はカバーに表示してあります。

落丁本・乱丁本は購入書店名を明記のうえ、小社業務部あてにお送りください。

送料は小社負担にてお取り替えします。

なお、この本の内容についてのお問い合わせは生活文化第三出版部あてにお願いいたします。

Printed in Japan

ISBN978-4-06-272808-9